医療経営学概論

Introduction to
Healthcare
Management

慶應義塾大学大学院
健康マネジメント研究科／経営管理研究科
特任教授

裴 英洙 著
Eishu Hai

日経BP

刊行に寄せて

医療現場で長く勤務していると、多くの医療職がある日突然、管理職や経営を担う立場に立たされる場面に遭遇する。そのとき初めて、「経営を学ばなければならない」と痛感するものの、いざ勉強を始めようとしても、何から手をつけたらよいのか分からず戸惑う医療職は多いのではないだろうか。私自身も、かつて外科医として臨床に携わっていた。これまで働いてきた多くの病院では日々、現場職員が汗水を垂らし現場を走り回っていたが、上からは「経営が厳しいから頑張れ」と言われ続けてきた。ただ、「何を、どう頑張ればよいのか？」といった方法論は教えてもらえなかった。

患者の命を救うために奔走する日々の中で、組織運営や集患、会計、モチベーションマネジメントなどの経営的な知識がなければ、病院の持続的な成長は困難であることを痛感し、私は経営の世界に足を踏み入れた。そして、経営コンサルタントとして、また複数の大学院で教員として医療経営に特化した人材育成に携わりながら、医療機関の経営課題に向き合っている。

医療機関で働く人が経営に興味を持つきっかけは人それぞれだが、多くの場合、それは「管理職になった」「病院の経営状況が悪化している」「組織の運営に疑問を感じた」といった切実な事情からであろう。とはいえ、医療現場での日々の業務に追われる中で、体系的に経営を学ぶ時間を確保するのは容易ではない。さらに、MBA（経営学修士：Master of Business Administration）の教科書や経営学の専門書を開いてみても、一般的な企業経営を前提とした内容が多く、医療機関の経営にすぐ生かせるものは多くない。加えて、世の中にある経営学関連・MBA関連の書籍は、多くが複雑で理論的なものが多く、医療職にとってはとっつきにくいのが現状である。また、医療経営に特化し、初学者が体系立ててかつ網羅的に学ぶことができる書籍は決して多くはない。そのため、医療経営に関心を持ったとしても、どこから手を付ければよいのか迷ってしまう人が多いのではないだろうか。

医療経営は、医療現場と経営のバランスを取りながら、限られた資源を最大限に活用し、質の高い医療を持続的に提供することが求められる。財務管理、人事戦略、マーケティング、組織マネジメントなど、医療経営には多岐にわたる経営学の知識が必要であり、それらを総合的に理解し、現場に応用できる力を養うことが重要である。

本書は、そうした現場のニーズをくみ取り、多くの経営理論に基づく内容をベースに、医療機関で働く人が理解しやすいように医療経営の知識を体系的に学べるように執筆した。経営学の基本を押さえつつ、医療経営の現場で直面する課題に即した内容とし、MBAのエッセンスを取り入れながらも、できるだけ分かりやすく、実践的な視点でまとめている。

　また本書では、理論だけでなく、医療経営の現場に応用できるケースや具体例を多く盛り込んでいる。実際の医療経営に携わる方々が直面する課題や事例を交えながら、実践的に理解を深められるよう工夫している。これにより、単なる経営学の概念を学ぶだけでなく、実務に生かせる知識として定着しやすくなることを期待している。

　本書が、医療経営に携わる全ての人にとって、経営の学びを深め、組織の持続的な発展を支える一助となれば幸いである。

2025年3月31日

慶應義塾大学大学院 健康マネジメント研究科／経営管理研究科 特任教授

裴 英洙

CONTENTS

1 はじめに 008

第 1 章 | 医療経営とは

2 医療経営の必要性 012

3 医療経営者の資質 014

4 経営と管理の違い 016

第 2 章 | 理 念

5 理念 020

6 医療経営における理念 023

Case ‖ ヒヤシンス総合病院
病院長 浅理 稔 025

第 3 章 | 経営戦略

7 経営戦略の意義と目的 028

8 戦略レベル 030

9 戦略策定プロセス 032

Case ‖ タンポポ病院の戦略策定 034

10 コアコンピタンス 036

11 事業ポートフォリオ 038

12 競争戦略 040

13 環境分析 042

14 ファイブフォース分析 045

Case ‖ シラカバ総合病院 048

15 競争地位戦略 050

16 M&A 052

第 4 章 マーケティング

17 マーケティングの考え方 056

18 マーケティングプロセス 058

19 マーケティング組織 061

20 STP分析①
「セグメンテーション」と
「ターゲティング」 063

21 STP分析②
「ポジショニング」 065

Case ‖ヒマワリ病院 067

22 購買決定プロセス 069

23 広告・広報戦略 071

24 ブランディング 073

25 価格決定 075

26 BtoBマーケティング 077

27 レピュテーション
マネジメント 079

第 5 章 会計・ファイナンス

28 会計の目的と必要性 084

29 医療機関の管理職に
とっての会計 086

30 財務諸表 088

31 財務分析① 収益性分析 091

32 財務分析② 安全性分析 094

33 財務分析③ 生産性分析 096

34 財務分析④ 機能性分析 099

Case ‖太陽の丘病院副院長
金田満男 101

35 減価償却 107

36 損益分岐点 109

37 原価計算 113

38 DCF法 116

第 6 章 人・組織

39 人・組織マネジメントの
必要性 120

40 組織行動論 122

41 人的資源管理 125

42 リーダーシップ① 127

43 リーダーシップ② 130

44 エンパワーメント 133

45 モチベーションと
インセンティブ 135

46 パワー 137

Case こすもす病院
消化器外科 139

47 集団メカニズム 141

48 チーム医療と
チームビルディング 144

49 コンフリクト 147

50 組織文化 149

51 組織形態 152

52 医療機関の法人形態 155

53 ガバナンス 157

54 専門職マネジメント
(「部族性」について) 159

55 医師マネジメント 161

56 人事考課 164

57 能力開発 166

58 組織変革 168

59 業務改革 170

60 働き方改革・
ワークライフバランス 173

第 **7** 章 | 交渉・コミュニケーション

61 交渉とは 176

62 利害関係者 178

63 交渉の構造とプロセス 180

Case カモミール総合病院
での医師採用交渉 182

64 心理バイアス 184

65 コミュニケーション 186

66 コンテンツとコンテキスト
188

第 **8** 章 | 地域連携

67 地域連携の目的 192

68 連携部門の在り方 194

69 連携データマネジメント 197

70 おわりに 200

巻末資料 経営学者・理論一覧 202

7

1 はじめに

POINT
- 医療経営を学ぶことは、「医療の質を支える基盤」づくりのために不可欠
- 経営環境が厳しくなる中、医療経営の知識は医療機関存続のための必須条件に
- 収支改善だけでなく、医療のあらゆる業務のパフォーマンス向上に直結

　近年、わが国の医療機関の経営は非常に厳しい状況に直面している。医療従事者の人件費の高騰、医薬品・医療材料費の上昇、最新医療機器のための設備投資の高額化、インフレーションによる光水熱費の上昇などの影響が年々強まっている。また、診療報酬が右肩上がりで伸びる時代は終わり、経営的に厳しい改定が毎回行われている。さらに、人口減少を背景に患者数が減少するという社会変化の波が強まっているほか、医師偏在、働き方改革、地域医療構想などの大きな医療政策のうねりも押し寄せてきている。その結果、多くの医療機関が赤字経営の傾向にあり、利益が出ていたとしても平均医業利益率が1～3%程度と低水準で推移しているのが現状である。

　このように、経営環境の厳しさが加速している状況下で、医療機関は医療の質を維持・向上しながら持続的な医療提供体制を確保することが求められている。この激動の時代を乗り切るために、医療機関の経営層や管理職層はこれまで以上に経営的な視点や知識を身につけて医療機関の運営に当たることが必須条件となってきている。

　改めて、なぜ私たちが医療経営を学ぶ必要があるのか、ポイントを挙げておこう。

①資源の有効活用と質的向上への寄与
　医療機関の経営資源（ヒト、モノ、カネ、時間）は有限であり、無駄を省いて、限られた資源で最大限の効果を発揮するためには、適切かつ合理的な経営的判断が欠かせない。経営知識があれば、適切な人員配置や業務プロセスの改善を通じて効率性を高め、患者満足度や安全性を高める効果的な仕組みづくりを効率的に進めることができる。

②チーム医療強化と組織運営能力の向上
　医療機関において、多職種連携・チーム医療は今や不可欠な要素である。人的マネジメントを基礎とした経営的視点を身につけることで、リーダーシップの発揮、コミュニケーションの改善、モチベーションの向上に関与でき、組織力のさらなる発揮に寄与できる。

③品質改善・業務効率化への参画
　経営知識は、品質改善やコスト削減に積極的に取り組むための基盤ともなる。院内

で生じる在庫過剰、待ち時間の増加、スタッフ疲弊などの諸問題を経営的な分析手法で捉えることで、現場に寄り添った改善策を提案でき、より良い医療環境・労働環境づくりに貢献できる。

④ **法制度・診療報酬制度への的確な対応**

日本の医療経営は公的制度に依存しており、診療報酬や地域医療構想などの制度変更に迅速かつ柔軟に対応することが求められる。政策動向をしっかり押さえた経営知識を身につければ、制度改定に対する自院の戦略やその対応策を考え、自院にとって最適なサービス提供体制の構築や長期的な方向性の決定が可能となる。

⑤ **キャリアパス拡大・リーダーシップ発揮**

医療職が経営やマネジメントを理解することは、将来的に管理職、経営層になるキャリアパスを広げるだけでなく、臨床リーダーとして組織戦略やチームマネジメントを深化・充実させる際にも確実に有益である。結果、チームや組織をまとめ、部署変革を推進し、患者や地域に対してより良い医療を提供する体制をつくることが可能となる。

つまり、医療機関に勤める人材が医療経営を学ぶことは、単なる収支改善だけでなく、患者へのより良い医療提供の構築やスタッフの労働環境改善、組織全体の効率化と持続可能なチーム・組織づくりなど、医療人として関わるあらゆる仕事のパフォーマンス向上に直結する。ひいては患者や地域住民へ提供する医療の質のさらなる向上につながっていく。経営知識は「医療の質を支える基盤」づくりのための不可欠な素養とも言える。

本書は、医療機関の経営者や経営幹部・管理職、大学の学部や大学院で医療関連の分野を専攻する学生などが医療経営を網羅的に学ぶことを目的に刊行した。医療経営における必要不可欠な経営知識をできるだけ幅広く取り上げ、簡潔かつ分かりやすく執筆している。皆様の医療経営知識のさらなる向上に役立てていただきたい。

なお、本書には「ケース」(事例) を複数用意した。経営を専門的に学ぶビジネススクールでは、ケースを通じて理論のさらなる理解と実践を学ぶ。本書でも様々なケースを利用して皆さまの医療経営への理解を深めると同時に、生きた経営を感じていただきたい。ケースの登場人物になったつもりで、本書で解説したフレームワークや知識などを活用して読み解いてみてほしい。事例を通じて経営のリアルワールドに触れることで、経営者の視点や姿勢、考え方などが身につくことを期待できる。また設問を設けたが、回答は用意していない。通常、ビジネススクールではケースを参加者でディスカッションし、納得解 (落としどころ) を探り、その過程で新たな気づきやヒントを得て学びとする思考プロセスを取っている。生きた経営では、絶対的な回答は存在しないからだ。従って、ケースを読んだ読者の数だけ考え方や意見があってしかるべきであり、読者の皆さんなりの回答を考える素材として利用していただきたい。

第 1 章

医療経営とは

2 医療経営の必要性

POINT
- 社会環境の変化を背景に課題が山積する中、医療経営の習得がますます重要に
- 地域全体の医療・介護資源を効果的に活用する経営戦略が求められる
- 人手不足などの人材問題の改善には、人的資源管理や組織行動学の知識が不可欠

　これからの日本では社会環境が大きく変化し、医療経営をさらに充実させることの重要性がかつてないほど増していくと考えられる。背景には、少子高齢化の進行や人口減少といった社会構造の変化のほか、医療技術の高度化・専門化、さらには新興感染症の流行や頻発する自然災害など、複合的な課題が存在している。医療機関がこの厳しい社会環境の変化を乗り切って存続を図るためには、経営視点を持って自院の運営に当たることが不可欠である。

　まず、高齢化が進む中、多くの患者が慢性的な疾病や複合的な健康問題を抱える傾向が強まりつつある。そのため、医療提供体制は急性期医療のみならず、回復期、慢性期、在宅医療へと連続的に対応できる仕組みづくりが欠かせなくなる。医療経営に関わる者は地域包括ケアシステムをしっかりと意識し、介護や福祉分野といった医療以外の分野とも連携を深め、地域全体の医療・介護・福祉資源を効果的に活用する戦略が求められる。

　また、制度面については診療報酬改定や地域医療構想の推進など、国の方針が決定されることによる医療機関への影響は避けられない。医療経営においては、これらの制度変化に柔軟に適応する能力が重要となり、新たな診療報酬の加算などの要件を満たす体制整備や診療科構成の見直し、在宅支援、疾病予防の取り組みなど、多面的な戦略が収益改善と持続可能性の確保に直結する。さらに、新型コロナウイルス感染症（COVID-19）の流行を契機として、非常時の対応や感染症対策、BCP（Business Continuity Plan：事業継続計画）の整備が強く意識されるようになってきた。非常時でも医療を提供できるレジリエント（回復力・柔軟性のある）な経営体制の構築は、地域住民からの信頼獲得と医療機関としての社会的責務を果たす上で欠かせない。

　さらに、IT化・DX（Digital Transformation：デジタル技術を使った変革）の加速も医療機関に大きな影響を与える。電子カルテやオンライン診療の普及、AI（Artificial Intelligence：人工知能）・ビッグデータ解析を活用した意思決定支援などは、医療の質向上や業務効率化に寄与するであろう。また、遠隔医療の普及は地方や過疎地における医療格差の是正につながり、新たな医療サービスモデルの創出にも道を開く可能

性を有している。

　同時に、人材問題も無視できない。医療は対人サービスの典型であり、人が人に対して価値を提供する仕事である。これから労働生産人口が目に見えて減少していく時代においては、人材確保がスムーズに進まないと医療提供自体が立ち行かなくなる可能性がある。ゆえに、求職者や既存職員から"選ばれる"医療機関を創っていかなければならず、経営学領域で言うと、人的資源管理や組織行動学を学ぶことの優先順位は高い。

　さらに、医師・看護師・コメディカルスタッフの労働環境の改善やキャリア開発の支援は、医療サービスの質と職場満足度の向上を通じて職員の組織内定着につながる効果を期待できる。また、医療現場での勤務では救急対応、シフト勤務、夜勤などが多いため、労務管理は複雑になりがちであり、労務に関する経営知識が不足していると、労働基準法違反のリスクが高まり、企業体への大きな損失につながる可能性が高まる。多様な職種が存在するがゆえに、それぞれの価値観や職業倫理感の摩擦が起こり得て、職場内トラブルによる医療事故やミス、ハラスメントなどの訴訟リスクを負う可能性もある。つまり、経営知識の不足により人材関連の問題が発生すると、人員不足や組織内の混乱が原因で医療の質が低下し、患者数の減少や地域内の評判の悪化につながっていく。

　以上より、これからの医療経営は、社会的要請や環境変化に的確かつ迅速に対応しつつ、地域内の医療ニーズに向き合い、医療機関で働く人々へのさらなる配慮を基盤とした視点が非常に重要となっていく。医療機関の経営者は、患者中心の医療提供、国の制度や技術革新への柔軟な適応、危機管理能力の強化、人的資源管理やDX推進など、多面的な課題に経営視点を持ちながら取り組むことが不可欠になるといえる。それがひいては、医療機関の持続可能な運営を確保し、地域社会に欠かせない存在であり続けられることにつながる。

医療経営の必要性

背景	方向性
社会構造の変化	少子高齢化と人口減少により医療を取り巻く外部環境が変化し、医療技術の高度化等に伴うコスト増大も考慮する必要がある
医療提供体制の強化	慢性疾患患者や高齢者の増加により、急性期医療だけでなく回復期、慢性期、在宅医療まで、介護・福祉分野との連携を含めた包括的な提供体制を構築する
制度変化への対応	診療報酬改定や地域医療構想の進展等の制度変更を捉え、新たな診療報酬体系への対応、診療科構成の見直し、在宅支援や予防医療の強化などを検討する
感染症・災害対応	新型感染症や自然災害の影響により、非常時における医療提供能力の確保が重要となる
IT化・DXの推進	電子カルテやオンライン診療の普及、AIやビッグデータ等の活用により、医療の質と業務効率の向上を目指す
人材確保と労務管理	労働人口の減少により、医療従事者の確保が困難になりつつあるため、働きやすい労働環境の整備、キャリア支援の充実、適切な労務管理等を重要視する

3 医療経営者の資質

POINT
- 医療機関を運営する経営者・経営幹部には多岐にわたる資質が求められる
- 医療分野の基本的理解やコミュニケーション能力、柔軟な適応力などが必要に
- 経営知識を吸収して経営技術を磨くことで、経営者としての総合能力の向上を

医療機関を運営する経営者・経営幹部（以下、医療経営者）にとって、必要な資質は多岐にわたる。医師や看護師など、医療現場に直接関わる現場職とは異なり、医療経営者は組織全体を見渡し、質の高い医療サービスの提供と安定した経営基盤づくりの両立を目指す役割を担う。代表的な資質・能力を挙げておく。

①医療やヘルスケア分野への基本的理解
医療経営者は必ずしも医師や看護師などの医療専門職である必要はないが、医療提供体制や診療報酬制度、医療関連法規、感染症対策など、医療に関わる基本的知識を理解しておくことは必須である。基本的理解があることで、現場の仕組み、臨床現場の声や意見の意味が分かり、対応スタッフや関係部署とのスムーズなコミュニケーションが可能となる。

②経営的視点と戦略的思考力
医療機関は医療サービスを提供する公益性の高い組織である一方、資金繰り、コスト管理、収益確保、組織マネジメントなど経営的側面の取り組みも不可欠である。限られた院内の資源（ヒト、モノ、カネ、時間）を踏まえて、医療政策の変化や地域ニーズの多様化といった外部環境を分析し、実現可能な戦略を立てることが求められる。さらに、それら戦略をベースにして経営計画の策定や目標管理をできる能力が必要となる。

③リーダーシップとコミュニケーション能力
医療機関には、医師、看護師、薬剤師、リハビリスタッフ、事務スタッフなど、様々な専門職が勤務している。それぞれ専門領域や仕事観、業務の進め方などが異なる中で、医療経営者は組織全体をまとめ、共通の目標に向かって人々を導くリーダーシップが必要となる。そのためには、スタッフの声を丁寧に聞く傾聴力、物事を合理的に分析する論理的思考、分かりやすく相手に伝えるプレゼンテーション力などが重要となる。また、地域住民、自治体、保険者、卸業者など、多様なステークホルダーとの対話も欠かせないため、幅広いコミュニケーション力や交渉力が求められる。

④倫理観・コンプライアンス意識

　医療は、人々の生命や健康に直接関わる領域であるからこそ、医療経営者には一段と高い倫理観が求められる。患者の権利や安全確保、プライバシーの保護はもちろん、医療関連法規や診療報酬制度の順守（コンプライアンス）を重視しなければならない。また、公的資金の流れや医薬品・医療機器調達において組織内に不正がないかどうかなど、院内ガバナンスの徹底と院内情報の透明性を確保することも責務の1つである。

⑤柔軟な適応力と危機管理能力

　医療現場は日々のルーティン業務だけでなく、新興感染症の流行、自然災害、医療事故など、突発的な問題に直面することがある。その際、医療経営者は危機を予測し、計画を策定し、必要な対応を素早く行うことが求められる。例えば、感染症の流行時には患者受け入れ体制や感染防止対策、人員配置などを適切に見直す必要がある。未知の事態にも柔軟に対応し、リスクを最小化する危機管理能力、それらの実行力が重要となる。

⑥チームワークと人材マネジメント能力

　医療の質を支えるのは、医師や看護師をはじめとした医療従事者とそれらを支える事務職、つまり「人材」である。医療経営者は、職場環境の整備、教育機会の提供、キャリアパスの形成、働きやすい環境づくりなど、人材の確保・定着・育成に力を入れるべきである。また、職員間の連携を強化し、チームとして最大限のパフォーマンスを発揮できるよう、人材マネジメント能力を発揮することが求められる。これにより職員のモチベーションや満足度が向上し、それが良質な医療サービスの提供につながっていくことになる。

⑦イノベーションやICT活用への意欲

　近年、テクノロジーの進歩によって、診断治療技術やコミュニケーション手段が急速に変化している。そのため、電子カルテやオンライン診療、AIを活用した診断補助、ビッグデータ分析による医療サービス開発など、新しい技術や情報を積極的に取り入れる姿勢が必要となる。患者や地域住民にとってより良いサービスを提供するために、医療経営者はイノベーションを取り込み、それを効果的に実行する能力が求められる。

　以上が、医療経営者に求められる代表的な資質と言える。多岐にわたる多面的な資質が必要となるが、もちろん、全てを最初から完璧に身につけている人はいない。これらの資質を意識して、様々な経営知識を吸収し、自身の経営技術を磨いていくことにより、医療経営者としての総合能力を少しずつでも高めていくことが重要になる。

4 経営と管理の違い

POINT
- 「経営」は、組織の未来像や方向性を長期的視点で描いて組織を発展させること
- 「管理」は、業務を円滑に進め計画を現実化するための仕組みづくりや運用のこと
- 「経営」と「管理」は対立するものではなく、相互に補完し合う関係

　医療経営分野において、「経営」と「管理」という言葉はしばしば混同されて使われること散見されるが、同じような意味合いでも両者は似て非なるものである。それぞれの役割や機能をしっかり理解することで、医療経営者としての姿勢やすべきことが明確になる。

経営とは何か

　「経営」とは、組織を取り巻く環境を俯瞰的に見渡し、将来を見据えた戦略を立てて、組織を成長・発展させる行為と言える。医療経営者は、限られた人的・物的・金銭的資源を最大限に活用しながら、地域社会が求める医療サービスを持続的に提供するための方向性を示していく。

　具体的には、「今後どの領域に力を入れていくべきか」「地域ニーズに即した医療機能をどう選ぶか」「どのような投資を行うべきか」「地域包括ケア体制への移行にどのように対応するか」など、中長期的なビジョンや目標の設定を行う。その上で、地域社会のニーズ、法制度の変更、医療技術の進歩、患者層の変化などの外部要因を考慮しながら、組織全体の最適化を図っていく。つまり、経営を考える際には、組織が置かれた外部環境全体を大局的な視点から分析し、院内資源を生かす方向性を探りつつ、長期的な時間軸で物事を検討していくことが不可欠となる。国の医療政策や診療報酬改定、人口構造の変化、地域内競合の動向、保健・福祉分野との連携など、大きな枠組みの中での自院の在り方を考え、自院の組織内資源を合理的に分析し、自院の運営基盤を整えていくことが経営の主な役割である。

管理とは何か

　「管理」は、組織が日々の業務を円滑かつ効率的に進めるための仕組みづくりや運用プロセスに焦点を当てる。既に定まった目標や計画を達成するために必要な手続き、ルール、指示系統、資源配置を行い、それらが適切に機能しているかを確認・調整することである。

　例えば、「どのような点に注意しながら職員の勤務シフトを組むか」「医療材料や医

薬品をどのように在庫管理するか」「医療安全の徹底をどうやって図るか」「患者の待ち時間を短縮するためにどんな対策を講じるか」など、日常的な運営上の課題が対象となる。管理者は、経営側が示した方向性や目標を踏まえて、組織の内部で発生する問題を解決し、効率的な運営を確保する役割を担う。管理は、品質や安全性確保のためのマニュアル整備や、電子カルテ運用の効率化、スタッフ研修の計画など、具体的な実務面での改善を重ねることで、経営戦略の実現を支える土台とも言える。

経営と管理の関係性

　経営と管理は対立するものではなく、相互に補完し合う関係である。経営が、「どうして当院は地域内で存在するのか？」(WHY)、「当院は何を目指すべきか？」(WHAT) という方向性や戦略を定めることであるならば、管理は「どうやって日常業務を進め、目標を達成するか」(HOW) に軸足を置いて考えるプロセスとも言える。経営側が大きな舵取りを行い、管理側がその舵取りに合わせて現場レベルでの運営を最適化する役割であり、両輪が上手く機能することにより、医療機関全体として質の高い医療を提供できるのである。例えば、経営が「地域医療連携を強化し、在宅医療を拡大する」という戦略を打ち出した場合、管理は「在宅診療チームの編成」「訪問スケジュール管理」「職員のスキル獲得・向上」「必要物品の準備」「患者・家族への連絡体制づくり」など、戦略を現場で機能させるための具体的な仕組みづくりに焦点を当てる。

　なお、院長や副院長、事務長、看護部長などに代表される医療経営者は「経営」と「管理」の両方を理解し、実践する立場にあり、両方の境界を行き来しているのが現状であろう。院内の管理職は経営層を指す「トップマネジャー」、部長や師長を指す「ミドルマネジャー（中間管理職）」、主任や現場リーダーなどの「ロウワーマネジャー」に分けられるが、経営層に近ければ「経営」視点、現場に近ければ「管理」視点の要素が一般的には大きくなる。

　管理職の階層にかかわらず、医療機関の運営に関わるものにとって、経営と管理の違いを理解することは、組織運営をより深く理解する助けとなるのは間違いない。組織の上層部で戦略を練るトップマネジャーから、実務現場で日々の業務を運営するミドルマネジャー、そして、より患者と身近な現場で業務を担っているロウワーマネジャーや医療スタッフまで、全ての人がそれぞれの立場で経営と管理の違いや補完性を理解することにより、それぞれの役割が明確になり、互いを尊重・信頼し、経営・管理間の連携が強化され、より良い医療機関運営につながっていくのである。

　経営は組織の未来像や方向性を大きな枠組みや長期的な視点で描き、社会の環境変化に適応しながら組織を発展させていく視点である。これに対して、管理は、経営で打ち出した方向性に沿いながら日々の業務を円滑に遂行し、計画を現実化するための仕組みづくりと運用にフォーカスした視点である。経営は自身の医療機関の目標を定

める「地図」づくり、管理は地図に沿って確実に前進するための「足場」づくりである
と考えたい。

「経営」と「管理」の違い

項目	経営	管理
目的	組織の長期的な方向性を決定し、発展と成長を目指す	日々の業務を円滑かつ効率的に運営し、計画の達成を支援する
視点	外部環境を含む大局的視点、長期的な視野	内部運営に焦点を当てた実務的視点、短期・長期的な視野
主な役割	戦略の立案	業務プロセスの構築
	ビジョンの策定	資源の管理
	組織全体の方向性を決定	日常業務の効率化
具体例	診療科の重点化、戦略的選択	勤務シフトの調整
	設備投資の決定	医療材料の在庫管理
	地域医療連携戦略の立案	医療安全の徹底策
中心となる問い	「当院はなぜ存在するのか？」（Why）	「WHATをどう進めるか？」（HOW）
	「当院は何をすべきか？」（WHAT）	
主たる担当者	理事長、院長など組織の上層部	中間管理職など現場運営寄りの役職
役割の関係性	戦略や方向性を示し、組織のビジョンを具体化	経営の方向性に従い、現場レベルでの実務運営を支援し、円滑に機能させる
イメージ	地図の作成（どこに向かうか、長期的な目標設定）	足場の構築（地図に基づき、どのように日常的に進むかの仕組みづくり）

第 **2** 章

理 念

5 理念

POINT
- 組織が社会に対して果たすべき使命や存在意義を明文化したもの
- 職員モチベーションの向上や組織文化の形成、外部との信頼構築などの効果
- 戦略と有機的に結びつくことで組織の長期的な方向性の維持や柔軟な施策が可能に

　経営における理念とは、企業や組織が社会に対して果たすべき使命や存在意義を明文化したものである。経営戦略や日々の業務方針を検討する際の指針となり、職員や取引先、顧客など、企業に関わる多様なステークホルダーを結びつける要となる。理念が明確かつ共有されている企業は、経営判断においてぶれが生じにくく、長期的な視点での安定成長を実現しやすいと言える。一般的に、理念には様々な効果・効用がある。

- **職員モチベーションを高める効果**：理念が示す社会的意義や使命感に共感した職員は、自分の仕事が企業全体の目標や社会貢献に結びついていることを実感できる。この共感こそが、日々の業務におけるやる気や主体性を促し、結果として組織全体の生産性を高める原動力となっていく。
- **組織文化を形成する重要な要素**：組織文化とは、組織内で共有される価値観や行動規範の総体を指す。明確な理念があると、意思決定や行動の基準が組織内外に伝わりやすくなり、組織内での一体感や連帯感が育まれる。特に、組織が拡大するほど職員同士のコミュニケーションは複雑化するが、理念を共通認識・言語として活用できれば、迷いや衝突を最小限に抑えながら経営を進めることが可能となる。
- **外部との信頼構築への寄与**：取引先や顧客は、企業や組織が単に利潤を追求するだけでなく、どのような志を持って事業を行っているかも見ている。しっかりとした理念に基づいて活動している企業や組織は、長期的に信用を獲得しやすく、持続的な取引や顧客ロイヤルティーを生み出す要因となる

　また、理念と戦略は密接に結びついている。これらは、企業経営における「方向」と「具体」の関係にある。理念とは企業が存在する意義や使命を明示し、組織の価値観を統一する根幹である。企業が社会に対してどのような役割を果たすのか、どのような未来を目指すのかを示すものであり、長期的な視野で経営活動を牽引する「コンパス」のような存在とも言える。一方、戦略は、この理念を実現するための具体的な方法や施策を定めるものである。戦略では、市場環境や競合状況、内部資源などを総合的に分析しながら、どの事業領域に注力し、どのように差別化を図るのかを計画す

る。戦略がなければ理念はただの理想論で終わりかねず、逆に理念がなければ戦略は短期的な損得に振り回される恐れがあるのである。経営理念は企業の「軸」となり、経営戦略はその軸を基盤に実際の活動を形づくる「具体策」としての役割を担う。両者が有機的に結びつくことで、企業はぶれることなく長期的な方向性を維持しつつ、環境の変化に対応した柔軟な施策を講じることができる。つまり、理念は経営の上位に位置し、全ての源流とも言える。

　以上より、経営における理念は、企業や組織内外の様々な利害関係者を結びつける核となり、長期的な方向性を示すコンパスのような役割を担う。理念があることで職員の士気が高まり、組織文化が育ち、外部からの信頼も得やすくなる。単なるスローガンではなく、具体的な行動指針として浸透させることこそが、組織が安定的かつ持続的に発展していくための基盤となるのである。

　理念と似た言葉に、ミッションやビジョン、バリュー、パーパス、社是、社訓などがある。いずれも企業や組織の方向性やあるべき姿を示すものである。

- **理念 (Philosophy)**：組織や個人が行動する際の根本的な価値観や思想を示す。長期的視点での判断基準を定め、経営方針の土台となる。全ての決定や施策に一貫性を持たせるための指針でもある。
- **ミッション (Mission)**：組織が果たすべき役割や使命を明確化する文言。社会や顧客に対してどのような価値を提供するかを示し、日々の活動や目標設定の指針となる。組織の存在意義を端的に伝える要素でもある。
- **ビジョン (Vision)**：長期的に目指す将来像やゴールを明示する。組織全体が共有すべき理想の姿を描き、具体的な行動目標や戦略の方向性を定める指針となる。組織の未来を創造する基盤とも言える。
- **バリュー (Values)**：組織や個人が共有する行動規範や価値基準。判断に迷ったときの軸となり、内部の意識統一や外部への姿勢の明示に寄与する。具体的な行動指針を定める際のベースとなる。
- **クレド (Credo)**：組織や個人が徹底すべき行動指針や信条を短い言葉で表したもの。行動の優先順位や判断基準を端的に示すため、社内外へのメッセージとしても強力に機能する。
- **パーパス (Purpose)**：組織が社会的に存在する意義や目的を示す。ミッションよりも社会性を意識したものであり、ステークホルダーとの関係や持続可能性を考慮した長期的視座を示す概念。
- **社是 (Company Motto)**：企業の基本方針や経営哲学を簡潔に示した言葉。創業者の思いや伝統的な価値観が反映される場合が多く、企業文化やアイデンティティーを内外に示す要素となる。
- **社訓 (Company Principle)**：職員が順守すべき行動規範や心構えを示す。日常業務に

直結しやすい形で定められ、教育や研修の場で浸透を図ることが多い。企業文化の形成に寄与する。

　これらの用語はいずれも、組織の方向性やあるべき姿を示す点で共通している。いずれも多様なステークホルダーに向けて「自社・自組織は何を大切にし、どこへ向かっていくのか」を伝える役割を担い、組織内部の行動を統率すると同時に、外部に対するアイデンティティーや価値観の表明にもなる。すなわち、「組織がどのような存在であり、何を実現したいのか」を明確化することで、職員や関係者に行動指針を与え、外部からの信頼や共感を獲得する要となるのがこれらの言葉に共通する機能である。

　一方で、それぞれの用語には時間軸や抽象度、目的などに違いがある。例えば「理念」や「パーパス」は、組織の存在意義や思想の根幹を示すものとして、長期的かつ抽象的なレベルを扱う。一方、「ミッション」は現在の使命を明確化し、「ビジョン」は将来的に実現したい目標像を示すなど、組織が果たすべき役割や進む方向を区別して示す場合が多い。さらに、「バリュー」や「クレド」「社訓」は、比較的日常の行動や判断を支える具体的な基準としての側面が強い。これは、理念やパーパスのような大枠の存在意義を基盤としながら、現場の一人ひとりが迷わず行動できるように具体化したものと考えることができる。

　これら全ては組織の根幹を示すが、抽象度や目的、時間軸、適用範囲によって呼び方が変わり、それぞれの役割も微妙に異なる。どれを最上位に置くかは経営者や創業者自身の思いに左右する部分もあり、絶対的な答えがない領域とも言える。

理念と戦略の関係

経営理念 → ビジョン → 外部分析 → 内部分析 → 戦略オプションの立案 → 戦略の選択 → 戦略の実行 → 戦略の評価

6 医療経営における理念

POINT
- 複数の専門職が協働する医療機関では一般企業以上に理念が重要に
- 理念により、個々の知識や経験を生かしつつ建設的な議論や問題解決が可能に
- 理念の共有、経営トップの情報発信、職員の業務と結びつく仕組みづくりなどが重要

　医療経営における理念の重要性は、一般企業以上に高いと考える。医療機関は医師や看護師、薬剤師、リハビリテーション職といった複数の専門職が協働する組織であり、それぞれが高度な専門知識と職業倫理を持ちながらチーム医療を実践している組織である。こうした「専門職の集合体」であるがゆえに、個々の専門家が自らの職能に誇りを抱きつつ、各々の職業倫理やプロフェッショナリズム、価値観をよりどころとして質の高い仕事を成し遂げている。

　一方、専門職の集合体であるがゆえに、組織全体として統一感のある方向性を示すことが難しくなりがちである。だからこそ、組織を同じ方向に向けるために、医療機関としての存在意義や使命を専門職により理解してもらうために、ベクトルを合わせる理念が必要となる。さらに、チーム医療が重要視されている昨今、理念は職員同士やチーム内でのコミュニケーションと協力を促進する要素ともなる。医療機関では職種や階層が異なる人々が集まり、それぞれ専門用語も違えば、仕事の進め方にも差がある。理念が全員に共通の「判断基準」として機能すれば、意見の対立が起こりそうな場面でも「患者の最善の利益を追求するためには何が正しいのか」という基本姿勢に立ち返りやすい。

　理念という共通言語があることで、個々の知識や経験を生かしつつ、より建設的なディスカッションや問題解決が可能となり、結果として組織の連携力が高まっていく。仮に、医療機関に理念が存在しない場合は、職員にとって「3つの喪失」が起こる可能性が高くなる。「存在意義」「将来性」「判断基準」の喪失だ。これらはいずれも職員のモチベーション維持や医療の質の維持に重要な視点であり、この3つの喪失が起こってしまうと、職員を引きとめる求心力が一気に消滅しかねない。

　理念の重要性は認識できたが、理念が職員の行動に根付くためにはどのようにすればよいのだろうか。下記に理念の組織内浸透のポイントを記す。

- **理念自体の明確化と共有**：理念は抽象的な言葉だけではなく、医療機関の歴史や地域医療の背景などを踏まえ、具体的で分かりやすい表現に落とし込む解説が必要である。例えば「患者第一主義」というフレーズが理念にあったとしても、医療機

関がどのような姿勢で医療安全や患者満足を目指すのか、といった具体的行動に近い視点を解説としてつけ足していくことが重要である。多くの組織では、「ビジョン」「行動指針」などのよりブレークダウンしたものを作成している。

・**経営トップや管理職による継続的な情報発信と行動**：いかに素晴らしい理念を掲げても、トップや院内のリーダーが言動で示さなければ職員は本気で共感できない。具体的には、院長や看護部長、事務部長といったキーパーソンが会議や研修、日常のコミュニケーションを通じて、繰り返し理念を強調し、自らも実践する姿勢を示す必要がある。

・**自分の業務と結びつけられる仕組みづくり**：院内研修や勉強会などで理念に基づく事例を紹介し、「自分の担当している業務は、当院の理念とどこでつながっているのか」「AかBで迷う際に、当院の理念に照らし合わせたらどっちを選ぶか」などを話し合う機会を設ける。職員同士が理念に基づいた意思決定や行動を分かち合うことで理念への理解が深まり、理念が言葉としてだけではなく、現場レベルの具体的行動へと落とし込まれていく。また、理念達成項目に関する人事考課制度や評価制度を整備し、「理念に沿った行動が組織において評価される」ことを仕組み化していくことも重要である。

・**フィードバックと改善サイクル**：理念がどの程度定着しているか、職員が理念をどのように感じているかを把握するため、アンケート調査や面談などを通じて定期的に職員の意見を収集する。その結果を踏まえ、必要に応じて理念の表現をより分かりやすく修正したり、適切な解説事例を追加したり、共有したりして、常に組織文化に合わせた最適化を図る。

　以上のように、専門職の集合体としての医療機関において、理念は各種専門職を束ねるための「統合軸」である。職員全員がそれぞれの専門性を発揮しつつ、同じ方向を向いてチームとして連携するための土台であり、外部からの信頼を得るための指針でもある。しかし、その理念を実際の行動へとつなげるには、組織のトップから現場レベルまで共通の言語として浸透させ、評価や研修を通じて絶えずブラッシュアップしていくプロセスが欠かせない。医療機関での理念の定着は一朝一夕には進まず、地道な取り組みの積み重ねで実現されるのである。

理念がない場合の 3 つの喪失

存在意義の喪失	将来性・夢の喪失	判断基準の喪失
何のためにここで働いているのかがわからない	この会社がどうなっていくのかがわからない	何を判断の基準としていいのかがわからない

下のケースの登場人物になったつもりで、本書で解説した知識やフレームワークなど
を活用して課題の分析等を行ってみてください。事例を通じて様々な視点から問題を
眺めることで、経営的統合力が身につくことを期待できます。

※本書に掲載されている全てのケースは、実在の事象に基づいて作成されていますが、固有名詞を変えて掲載しています。
　本資料に登場する企業名・病院名や氏名等は、全て架空のものです。本ケースは、研修用教材として使用するものです。

Case ┃ ヒヤシンス総合病院 病院長　浅理 稔

『人は理念と価値観によって動かされ 信じがたい成果を上げる』
（ピーター・F・ドラッカー）

　浅理稔（あさりみのる）は経営学の父と呼ばれるドラッカーの言葉をもう一度眺め
た。ヒヤシンス総合病院の病院長になって半年。経営者としての行く末が不安で仕方
ない。難問が山積みで、最近は睡眠不足で目の下にくまをつくる日も多く、今朝も看
護部長と事務長から立て続けに「院長、大丈夫ですか？」と心配された。

　浅理は、学校法人日本海医科大学の神経内科教授を退官まで務め、医療法人八木沢
会ヒヤシンス総合病院の病院長に採用されたのだった。八木沢会理事長が出身大学の
部活動の先輩であり卒業後も懇意にしていた関係で、「ぜひ院長に」と声をかけられ
た。これまで大学医局の運営はしてきたものの、病院経営は名ばかり副院長で2年間
ほど関わっただけで経営知識はほとんど無いに等しい。副院長時代の経営会議では経
営企画室が出す経営データの意味をなんとなくしか理解できず、発言を求められても
総花的なコメントか、または自分の診療領域の臨床的な内容しか発言しなかった。病
院側からは経営層向けの研修などもほとんどなく、完全に自発的・自主的な自己研鑽
を期待されていたため、臨床業務や研究業務の忙しさを言い訳にしてほとんど経営の
勉強をしてこなかった。病院長になることが決まってから、短期合宿型の経営塾に参
加したり、何人かの院長経営者の先輩に話を聞きに行ったり、付け焼刃での知識詰め
込みをしてきたが、実際の経営実務は予想よりもはるかにタフで複雑だ。こんなこと
なら副院長時代にもっと勉強しておけばよかったと悔やまれるが、後の祭りだ。

　特に、直近で頭を悩ましているのは職員離職率の高さだ。ここ数カ月の離職率は年
率換算で20%を超えており、2カ月前に行った職員満足度調査を見ても職員の不平不
満が溜まってきているのは明らかだ。ヒヤシンス総合病院は地域の基幹病院であり、
395床、31診療科、救命救急センターなどの高次医療機能を有する高度急性期病院で、
職員総数は1000人近くいる。離職した人材の穴埋めの大半は人材紹介業者に頼んで
職員確保をしており、紹介コストが多額で経営を圧迫している。利益が薄い中でのコ
スト増は頭が痛く、今期は職員賞与の減額も視野に入れる必要があるかもしれない。
そうなるとさらに職員のモチベーションは下がり、不平不満が増幅するだろう。

　そんな中、先日、こんな話があった。ある病棟の30歳代の看護師が手術前の患者

に暴言を吐いてトラブルになった。患者は「おたくの病院は理念で『思いやりの心を持って医療を創る』と言ってるじゃないか！ どこに思いやりがあるんだ！ 別の病院で手術をしてもらう！」と病棟で大声で叫び、看護部長が収拾する騒ぎとなった。結局、その患者はライバル病院に転院した。その後、浅理はことの経緯を知るために当該看護師と面談したが、「『思いやり』が大事なことは分かりますよ。でも、現場は人手不足で思いやりを持つ余裕もないです。院長や看護部長こそ職員に『思いやり』を示してほしいです。病院の理念ってお題目なんですか？ 申し訳ありませんが、この病院ではもう無理です、退職します」と涙ながらにその看護師に語られたのだった。

　また、別のエピソードもある。医療安全委員会の1人である放射線技師とたまたま会話することがあった。「院長、最近は医療ミスの手前になるようなことが結構増えているんですよ。職員の緊張感低下か疲れか分かりませんが、なんかヤバいことが起きそうな雰囲気です。当院の基本方針にある『良質な医療』とはほど遠いと思います……」。院長室に帰ってインシデントレポートやヒヤリハットレポートの集計を見てみると、昨年よりも重大事例が増えているのは明らかだ。

　次のエピソードも悩ましい。2週間前に地域連携室室長が参加する部課長会議で「今年度の重点目標に『地域連携の強化』ってありますが、強化しているかどうかって何で測るべきか、連携室のメンバーに聞かれて困りました。病院経営的には強化をうたっているのでしたら、何か意識すべき数値があるのでしょうか？ また、その数値を向上させるために経営側としてどのようなアクションを取っていただいているのでしょうか？ よく『強化』という文言が出るのですが、お題目のような気がして……」と室長が困り顔で話していた。「強化」「活性化」「推進」「構築」などの勇ましい言葉は便利だが、人によっては意味が異なったり、意味合いに濃淡があるのは否めない。先日、副院長が議事進行をしている某委員会で「院内の連携を深めるにはコミュニケーションの活性化が重要だぞ！ 何か意見は？」と副院長が話した途端、参加メンバーがシーンとなりコミュニケーション不活性化を目の当たりにしたことが記憶に新しい。

　確かに、病院の理念や基本方針、重点項目にはきれいな文言が並ぶ。医療に携わる人間として当たり前な内容で、経営者目線でそれらをじっくり考えたことはなかった。当たり前過ぎて身近過ぎて日々常に意識することも少ない。理念とは何なのだろうか？ 経営者や職員にとって理念はどんな意味があるのだろうか？ お題目と呼ばれるのなら無くても良いのではないだろうか？ ドラッカーの言葉そのものは理解できるが、浅理自身が自分の言葉では説明できないモヤモヤ感が残ったままである。

▶設問

理念が組織内に定着するために、浅利院長がすべきことは何でしょうか？

第 3 章

経営戦略

7 経営戦略の意義と目的

POINT
- 経営戦略とは、長期目標を設定して達成の方向性と手段を計画・実行・評価する枠組み
- 限られた資源（ヒト、モノ、カネ）をどのように配分するかを考える際の基準に
- 複数の視点を組み合わせ、医療の質と経営効率の両面を同時に高めることが必要

　経営戦略とは、組織が長期的に目指す目標を設定し、それを達成するための方向性と手段を計画・実行・評価する枠組みである。戦略策定者は外部環境の分析や組織内部の強み・弱みを踏まえ、どのように競合と差別化を図り、院内資源を配分するかなどを決定する。さらに、効率的な経営資源の活用と競争優位の確立を目的に、継続的な検証と改善を続けていく必要がある。

　医療制度の改正、診療報酬制度の見直し、医療技術の進歩、地域の人口構造変化、インフレーションによるコスト増など、医療を取り巻く環境は常に動いている。経営戦略を策定し、定期的に見直すことにより、こうした変化にスピーディーに適応可能な組織体制を構築できる。また、経営戦略を整え、組織内に浸透を図ることにより、医師・看護師・薬剤師・事務職員など多職種が働く医療機関全体が、同じ目標に向かって業務に当たることができるようになる。明確な方向性がなければ、部署ごとに優先事項がばらばらになってしまい、組織全体としての力を十分発揮できない。

　さらに、経営戦略は、限られた資源（ヒト、モノ、カネ）をどのように配分して各事業を遂行するかを検討する際の基準を与えることとなる。具体的には、どの診療領域に投資を行うべきか、どんな医療機器を購入するべきか、ITシステムの導入にどれだけ費用を割くべきか、専門人材や院内リーダーをどのように育成するかなど、経営を左右する重要な判断を戦略に基づいて実施することにより、組織全体として無駄のない運営が可能となる。

　医療経営の目的は、患者に対して質の高い医療を安定的かつ継続的に提供しつつ、限られた経営資源を最大限に活用し、組織として持続的に成長し続けることである。その達成のための戦略策定には、複数の視点を組み合わせ、医療の質と経営効率の両面を同時に高めることが求められる。以下では、経営戦略を策定する際にどのような視点を持つべきかをまとめる。

●「医療の質・患者サービス向上」
　医療安全の徹底や医療の質の追求は言うまでもなく、地域にとって最適な医療の提

供を続けるための投資や専門人材の確保と育成、多職種連携が機能する組織づくりを目指す必要がある。同時に患者満足度の向上も忘れてはならず、患者の声を拾い上げる仕組みを整え、患者が安心して治療を受けられる環境をつくることも重要である。

● 「財務基盤の安定化と収益拡大」

国の診療報酬制度に左右されやすい環境下でも、費用対効果を意識した病床配置や診療科の見直し、設備投資を実施し、限られた資源を有効に配分しなければならない。特に、建て替えや改修などの大規模投資、医療機器の更新や新技術の導入においては、長期的な費用対効果を見極めるための厳しい財務的視点も不可欠である。

● 「地域連携の強化」

地域内の他の医療機関や介護施設とのネットワークを構築し、自院が担う医療とその前方または後方を担う医療機関や介護施設との連携をスムーズにすることで、患者の転院や継続的なケアが円滑に行えるようになる。その結果、地域全体の医療水準が向上し、病院の社会的役割が明確化されると同時に、患者の適切な流出入を維持でき経営面でも安定が図れるようになる。どの医療機関や介護施設と組むか、その密度をどれくらいにするか、ライバルとどうすみ分けるかなどの実践的地域連携の構築の視点が重要となる。

● 「人材マネジメント」

医師や看護師などの医療を担うコア専門職人材の確保と定着、さらに職員全体の能力向上を目指していく。働きやすい職場環境の整備やキャリアパスの明確化は、優秀な職員の離職を防止し、組織の知見を蓄積して医療の質を高める基盤となる。また、リーダーや管理職の育成はチーム医療を推進するために必須の視点であり、自院における人材育成は明確な人材要件定義と育成のための長期的視点がないと機能しない。

● 「ICTなどのデジタル活用」

電子カルテや遠隔医療などの導入によって業務の効率化を図り、医療の質と安全性を高めることができる時代である。AIを活用した診断支援やデータ分析により、診療精度と経営判断のスピードを向上させることも可能となってきているため、費用対効果を踏まえつつ自院におけるデジタル活用を長期的視点で考えなければならない。

医療機関における経営戦略は、上記のような多様な視点を意識しつつ、組織の方向性を示し、環境変化に適応し、資源を効率的に活用するために不可欠な指針と言える。その影響は、医療品質と患者満足度の向上、組織の持続可能性の確保、地域医療への貢献、人材育成・組織力強化など、多方面にわたる。

8 戦略レベル

POINT
- 組織全体を見渡す大きな視点から業務での取り組みレベルまで戦略を階層的に整理する
- 「企業戦略」「事業戦略」「機能戦略」の3つのレベルに大きく分けることが一般的
- 全体の戦略から、特定領域の戦略、取り組みレベルの方策へと順序立てて落とし込む

　医療機関の経営において戦略を考える際には、「戦略レベル」の視点が非常に重要となる。組織全体を見渡す大きな視点から、より具体的な取り組みレベルまで、戦略を階層的に整理する必要がある。戦略レベルとは一般的に、組織全体を俯瞰した「大局的な戦略」から、各部署や分野に特化した「実務的な戦略」へと、計画や方針を階層的に整理する考え方である。以下のように、戦略は大きく3つのレベルに分けることが多い。

① 企業戦略 (医療機関全体の戦略)
② 事業戦略 (診療科や部門レベルの戦略)
③ 機能戦略 (部門内または部門間の具体的な取り組み)

① 企業戦略
　医療機関全体の方向性や将来像を定める戦略がこれに当たる。全体としての存在意義 (ミッション) や将来像 (ビジョン) を定め、複数の事業領域 (診療科や部門、関連施設など) に対する資源配分を決定することとなる。
　例えば、「地域で中核的な役割を担う総合病院として成長する」「高度急性期医療を強化し、特定分野においてトップクラスの医療・ケアを提供する」「疾病予防・在宅医療領域に経営資源を集中させ、予防から介護までカバーする地域包括ケアを推進する」など、医療機関が長期的な視点でどのような存在になりたいのかを軸に策定する。
　このレベルにおいては、外部環境 (医療政策、地域ニーズ、人口動態の変化、競合病院の動き) や内部資源 (人材、設備、財務状況) を踏まえ、組織全体としての目標を設定する。上位概念である企業戦略が強固で確かなものであれば、それに従って各部門が一貫性のある方向へ進みやすくなり、各診療科・各部署がバラバラな方向に向かうことを防げる。

② 事業戦略
　事業戦略は、企業戦略で示された大枠に沿って、特定の診療科や事業領域 (循環器

内科、整形外科、地域医療連携部、健診センターなど) ごとの方針を策定する戦略である。「どの疾患領域を強化するか」「どのような医療技術や治療法を取り入れるか」などを具体的に検討する。

　例えば、地域住民の高齢化が進み、独り暮らしの高齢者が多く見られる場合は、「当院の整形外科では高齢者整形に重点を置き、多くの高齢者が抱える疾患をメインに手術を展開し、退院した後のリハビリテーションを充実させ、高齢患者が生活機能を維持できるように力を入れる」といった戦略となる。事業戦略は、前述の企業戦略を具体的な診療分野・部門ごとの取り組みに落とし込む段階と捉えることができる。

③機能戦略

事業を具体的に展開するために必要となる機能レベルの戦略で、機能領域ごとの目指す方向を明確にすることである。具体的には、人事、財務、看護管理、医療情報システム、病棟オペレーションなど、組織運営を支える各機能における戦略を指す。「どのようにスタッフ研修を実施するか」「どうやって医療材料を効率よく管理するか」「情報システムをどのように改良して業務効率を上げるか」「どのようにベッドコントロールを行い、高い病床稼働率を維持するか」など、日常的で実行可能な施策の計画が中心となる。

　例えば、事業戦略で「高齢者の整形外科診療を強化する」と決めた場合、機能戦略では「外来部門の診療体制と医師確保」「リハビリチームの人員配置と研修計画」「訪問診療における整形領域のサービス内容の構築」「整形外科医の人事考課や評価項目の決定」などとなる。

　これらの戦略レベルはそれぞれが独立しているわけではなく、互いに密接に関係している。上位の戦略が組織としての大枠の方向性を示し、それを下位の戦略がより具体的な実行計画へと落とし込む流れとなっている。それぞれが異なる「視点の高さ」や「具体性の度合い」を有しており、この三層構造によって、組織全体の方向性が患者に医療などを提供する現場の具体的な行動に落とし込まれ、実行力が生まれるのである。組織の全体像(企業戦略)を理解した上で、診療科などの特定領域の戦略(事業戦略)、さらに日々の業務レベルの方策(機能戦略)へと順序立てて考えるのが定石となる。

9 戦略策定プロセス

POINT
- 外部環境分析から評価・フィードバックまでの一連のプロセスが必要
- 分析結果から戦略目標設定、戦略オプション選択、行動計画立案などにつなげる
- PDCAサイクルを回し、常に環境変化に対応して適切な経営を進める

　医療機関で戦略を策定する際には、医療機関を取り巻く状況を把握し、自院の強みや弱みを明確にし、それを基に将来の方向性を定め、実行可能な計画に落とし込む一連のプロセスが必要である。下記にその流れを記す。

①外部環境分析
　まずは、医療機関が置かれている状況を理解することが重要となる。外部環境は自院以外の全てと考える。基本的には、国の医療政策、診療報酬制度、地域の人口動態、疾病構造の変化、住民所得等の情報、労働者マーケットの動向、競合病院・クリニックの存在、医療技術の進歩、患者ニーズの多様化など、自院を取り巻く様々な事象に向き合う。外部環境分析からの情報は、「制度はどのような方向になっていくか」「地域の特徴はどう変化しているか」「その地域でこれから求められる医療サービスは何か」「どのような医療サービスなら受け入れられるか」「これからの医療サービスはどのような科学技術で支えられるか」などであり、経営の方向性を考える上での基盤となる。

②内部環境分析
　次に、自院の内部状況を正確に把握する。内部環境分析では、医師や看護師、薬剤師、コメディカルスタッフなどの院内人材の質と量、自院にかかっている患者数や疾病割合、医療機器や院内設備・システムの整備状況、財務情報、組織文化・風土、教育研修体制などを、ヒト・モノ・カネの視点をベースに、できるだけ定量的情報を意識して分析する。この分析を通じて、「自院の強みは何か」「弱点や改善すべき点はどこか」といった内側の課題や強みを明確にしていく。

③ビジョン・ミッションの再確認
　外部環境・内部環境を分析した後または同時並行的に、自院が「何のために存在するのか（ミッション）」「将来どのような姿を目指すのか（ビジョン）」を再確認、あるいは再定義する。通常の医療機関経営の場合、ミッションやビジョンは以前に策定したものがあると考えられるが、それが時代や環境に即しているかどうかを冷静に見直すことも重要である。コロコロと変える必要はないが、時代錯誤的なものに固執する必要もない。

④戦略目標の設定

外部環境・内部環境、ミッション・ビジョンを踏まえ、戦略目標を設定する。戦略目標は、ビジョンを実現するために必要な到達点を示した具体的な指標や課題となる。これらの目標は、測定可能な数値（KPI：Key Performance Indicator、重要業績指標）を意識しておくと、達成度を判断しやすくなる。例えば、戦略目標の1つに「消化器系のがん診療により力を入れていく」と設定したとすると、KPIは「3年後に消化器系がんの患者数を現在の1.5倍にする」となる。

⑤戦略オプションの検討・選択

目標が決まったら、それを達成するために複数の選択肢（戦略オプション）を検討する。目標を達成させるような具体策である。例えば、「消化器系のがん診療により力を入れていく」ためには、「がん連携パスを中心とした地域連携を強化する」「がんに特化した人間ドックを充実する」「外来化学療法を新設する」といった様々な施策が考えられる。この段階では、費用対効果、実行可能性、リスク、他の目標との整合性などを検討し、最も効果が期待できるものを選択する。

⑥行動計画（アクションプラン）の立案

選択した戦略オプションを実行に移すため、具体的な行動計画を作成する。誰が、いつまでに、どのような手順で実行するのか、必要な資源や予算はいくらか、進行状況をどのようにモニタリングするかなど、詳細な項目を明確にすることが重要となる。この段階で、診療科・看護部門・事務部門・IT部門など、担当部署ごとに具体的なタスクが割り振られる。

⑦実行・モニタリング

行動計画に基づいて実際に数々の施策を実行していく。実行期間中は、定期的に進捗状況や成果を確認し、計画の微調整が必要となる場合もある。

⑧評価・フィードバック

一定期間が経過したら、設定した目標が達成されたか、改善点はないかを評価する。一般的には、1年間、または半年か四半期ごとの評価となる。評価結果を基に次期戦略の策定や計画修正を行い、より効果的で持続可能な経営戦略を構築する。このようなサイクルはPDCAサイクル（Plan-Do-Check-Action）と呼ばれ、医療機関が常に環境変化に対応し、適切な経営を進めるための重要な仕組みの1つである。

医療機関経営における戦略策定のプロセスは、環境分析から始まり、ミッション・ビジョンの確立・再定義、戦略目標の設定、戦略オプションの選択、行動計画の立案、実行・評価・改善のサイクルを回していく流れが一般的である。この一連のプロセスを踏むことで、医療機関は外部環境変化や内部課題に柔軟に対応し、必要とされる患者に対してより価値ある医療サービスを持続的に提供することが可能となる。

下のケースの登場人物になったつもりで、本書で解説した知識やフレームワークなど
を活用して課題の分析等を行ってみてください。事例を通じて様々な視点から問題を
眺めることで、経営的統合力が身につくことを期待できます。

Case ▎ タンポポ病院の戦略策定

　タンポポ病院は、地方都市に位置する300床規模の急性期病院である。近隣には同
程度の規模のA、B、C病院の計3病院が存在する。地域は高齢化と人口減少が進み、
患者数は長期的に減少傾向。タンポポ病院は地域医療を担う中核的存在だが、近年は
患者確保に苦戦し、病床稼働率や外来患者数が低下気味だ。この状況を打開するた
め、タンポポ病院の経営企画室長の田中次郎は新たな戦略策定プロセスに着手した。

1. 外部環境分析

　同院の経営企画部門は、まず人口動態や疾患構造の変化、医療政策、競合の動向を
調べた。地域の総人口は今後10年で約10%減少し、高齢化率は4割近くに達する予測
がある。A病院は在宅医療やリハビリテーションに力を入れ、B病院は循環器領域に
強く、C病院は健診・予防医療で存在感がある。国は地域包括ケアシステム強化と病
床機能再編を促しており、高度急性期機能に偏るだけでは先行きが不透明と言える。

2. 内部環境分析

　医療スタッフ数は確保できているが、急性期治療に特化し過ぎた構造で、回復期・
慢性期や在宅連携は弱いことが判明した。看護師は若手が少なく離職率が高止まり、
医師は高齢化傾向で将来の担い手確保が課題である。ICT整備は進むが、外来・入院
フローの効率性や患者サービスの質向上には改善余地がある。収支面では高額医療機
器の投資が続いており、財務的な安定性に不安を残していることが明らかになった。

3. ミッション・ビジョンの再定義

　田中は経営陣と向き合い、自院のミッション・ビジョンの再定義を行った。結果、
ミッションは「地域に密着し、生涯にわたる健康づくりを支える中核病院」、ビジョン
は「急性期医療を軸としつつ、回復期から在宅までシームレスなケアを提供する地域包
括的な医療機関」と再定義した。従来の過度な急性期偏重から脱却し、多様なニーズに
応える包括的な医療サービス提供者へと変革する方向に舵を切ることになった。

4. 戦略目標の設定

　田中は、ビジョン実現のため3〜5年先を見据えた戦略目標をいくつか設定した。

・病床機能再編により回復期・地域包括ケア病床を増やし、在宅復帰率をより向上さ
　せる

・救急医療体制は維持しつつ、地域の慢性期・在宅ニーズにも応えるハイブリッド型
　医療提供体制を確立する

・看護師・リハビリスタッフ育成プログラムを強化し、人材確保・定着率を改善する
・ICT（電子カルテ、遠隔診療）を活用し、診療所や介護施設との連携を強化する
・健診センター機能の拡充やリハビリ特化プログラムの収益増を目指す

5. 戦略オプションの検討・選択

さらに、田中は複数の戦略オプションを比較検討した。

・在宅・回復期拠点化戦略：訪問診療チームの新設、地域包括ケア病床の拡大
・専門領域特化戦略：強みのある整形外科や脳神経内科を強化
・健診・予防医療強化戦略：生活習慣病予防プログラムや人間ドックコースを拡大
・ICT・連携強化戦略：地域連携クリニカルパス、オンラインカンファレンスの導入

田中が提案した戦略オプションから、経営層の決定は、「在宅・回復期拠点化」と「ICT・連携強化」を中核とし、「整形外科リハビリの強化」を並行する戦略となった。

6. 行動計画（アクションプラン）立案

選択した戦略に基づき、田中は各部署と調整し、具体的な行動計画を策定した。

・在宅医療チーム：2人の専任医師、3人の看護師、1人のリハビリスタッフを配置。訪問スケジュール作成と対象患者拡大の計画を策定
・回復期機能拡充：一般急性期病床の一部を地域包括ケア病床に転換し、在宅復帰率50%増を目標に設定
・ICT導入：地域診療所とのオンラインケースカンファレンスを月1回実施、電子カルテの地域連携機能を強化、遠隔診療を試行導入
・リハビリ強化：整形外科症例を中心に、専門リハビリスタッフを確保、研修制度を整備、加算取得可能なプログラムを検討
・看護師の定着策：子育て職員向けの勤務形態改革、教育研修増加、評価制度改善

7. 実行・モニタリング

実行段階では、担当部署と責任者を明確にし、進捗確認のための定例ミーティングを設定した。経営企画部が四半期ごとに進捗報告をまとめ、経営陣へのフィードバックも実施。ICTの導入状況や在宅患者数、在宅復帰率、スタッフ定着率などのKPIを設定し、計画通りに成果が出ているか、問題点は何かを定期的に評価することとした。

▮▶ 設問

タンポポ病院の戦略策定プロセスをより精緻なものにするために、田中はどのような院内・院外情報を追加で集めるとよいでしょうか？

10 コアコンピタンス

POINT
- 組織が有する能力の中でも「中核」となるものがコアコンピタンス
- コアコンピタンスの特徴は「価値提供性」「模倣困難性」「組織内包性」
- コアコンピタンスを磨き続け、患者への提供価値を高めて収益の大きな柱とする

　コアコンピタンスは、「core：核」と「competence：能力」を組み合わせた経営用語であり、「企業が有する能力」であるコンピタンスの中でも、「中核」となるものがコアコンピタンスである。コアコンピタンスは、顧客の利益をもたらす競争優位を生み出す源泉であり、「他社が真似することができない自社ならではの中核能力」と定義されている。

　もともとは企業経営の領域で用いられている用語であるが、医療経営においても、ほかの医療機関との差別化要因として非常に重要な概念である。コアコンピタンスは、その医療機関が地域で競争優位を確立して、持続的な成長や生存を可能にする源泉とも言える。

　医療機関は、一般的な企業と比べると「公益性」「社会性」がより強く、単なる利潤追求や競争に勝ち抜くことだけを目的として経営するわけではない。しかし、昨今の医療環境では競争的な側面が強まってきており、その環境下で地域の患者から選ばれ続けるためには、他院にはない特色や強みを明確に打ち出すことが求められている。特に少子高齢化や労働人口の減少、患者の受療行動の変化など、外部環境が大きく変化する中で、医療機関は「自分たちが何を軸にして経営を成り立たせるのか」を再確認・再考する必要がある。

　自院が地域に誇ることのできる専門性の高い診療科や、高度先進的な医療技術、地域密着型の充実した地域包括ケア提供体制、優秀なスタッフの教育・育成システムなどがある場合、それらがコアコンピタンスの有力な候補として浮かび上がるであろう。それらがまさに地域内競争を勝ち抜くエンジンの1つとなり得るのである。

コアコンピタンスの特徴

①「価値提供性」

　コアコンピタンスは、顧客である患者にとって大きな価値を生み出すものであることが重要である。コアコンピタンスを生かして提供される医療サービスは、患者満足度や良い口コミにつながり、さらに地域社会からの信頼と評判を高める。例えば、迅速に救急対応する能力、高度先進的な手術の実施、患者中心のホスピタリ

ティー、他院よりも感染対策や医療安全の高い水準、最新鋭の医療機器や設備を備えた施設などが挙げられる。

②「模倣困難性」

医療機関の経営におけるコアコンピタンスは、ほかの医療機関が簡単には真似できない強みであることが求められる。例えば、"神の手"外科チームによる高度な手術技術の実施、特定の診療科での圧倒的な症例数、長年にわたる臨床経験や研究実績が積み重なった特定疾患の専門治療、高等教育機関である大学との共同研究による新しい治療法の開発、創設以来続く地域の在宅医療ネットワークとの強固な連携と信頼などは、短期間で他院が追随できるものではない。

③「組織内包性」

コアコンピタンスは、継続的な学習と改善のサイクルを繰り返すことによって洗練され、その組織内に存在するものである。医療分野は、新しい知見や技術革新が常に起こっており、日常的にそれらを学ぶ必要性が高い分野と言える。組織として新たな知識や技術に対して貪欲に学ぶことの意識を高め、学習と改善を繰り返してノウハウを組織内に蓄積し続ける取り組みが、コアコンピタンスの維持・強化につながる。

　コアコンピタンスを生かすには、これらを経営戦略に反映させることが重要となる。例えば、特定の治療領域に強みを持つ病院の場合、経営資源をそこに優先配分し、その分野でのさらなる技術開発・人材教育・研究活動を強化していく。そのことで、さらに他院の追随を許さないものとし、顧客への提供価値をより向上させ、収益の大きな柱としていく。

　同時に、コアコンピタンスを広報・PR活動で積極的に発信することにより、患者や紹介元医療機関、行政・保険者に「A病院といえば〇〇分野」という明確なイメージを確立できる。コアコンピタンスを磨き続けることで、収益力の向上、職員のスキルアップ、地域内信頼度の上昇につながり、地域ではなくてはならない医療機関、つまり"選ばれる"存在となっていく。

11 事業ポートフォリオ

POINT
- 診療科や手術部門など運営・保有する複数の事業の組み合わせまたは一覧化したもの
- 事業間で収益やコストを補い合いながら経営資源を戦略的に振り分ける
- 市場の成長率と占有率を基に分析するBCGマトリックスで事業ポートフォリオを検討

　ポートフォリオのもともとの語源は、紙ばさみや書類入れという意味である。この言葉を耳にする機会が多いのは金融関連分野であり、株式や債券などの資産の組み合わせや、その運用商品の詳細な組み合わせをポートフォリオと呼ぶことが多い。

　事業ポートフォリオとは、「企業が運営または所有する複数の事業の組み合わせ、またはそれらを一覧化したもの」であり、戦略的に目標を達成するために実施される管理手段である。医療機関に当てはめてみると、自院が運営する複数の診療科やサービス、施設などの事業単位を一まとまりとして整理・分析する考え方ということになる。「内科、外科、消化器内科、産科、小児科、健診センター、リハビリテーション施設、在宅医療部門」など、それぞれを1つの「事業」と捉えて全体的なバランスを考えていく。

　医療機関、特に病院は、1つの診療科目や特定サービスだけで成り立っているわけではない。多数の診療科や専門外来、手術部門、検査部門、各病棟などが密に連携し、組み合わさり、院内で相互に患者を紹介し合ったり、人材を融通し合ったり、収益やコストを補い合いながら運営されている。ある診療科が収益性に優れていれば、コストが高いほかの部門を支えることができ、また、追加投資をして将来性のある新しい診療サービスを展開するには、安定した収益を生み出す既存の部門の存在が必要となる。つまり、事業ポートフォリオという視点で医療経営を考えると、「収益が安定している分野」「成長が期待できる分野」「機能等の見直しや撤退を考えた方がよい分野」などを明確にすることにより、経営資源（ヒト、モノ、カネ、施設内スペース）を戦略的に振り分けることができようになるのである。

事業ポートフォリオの分析方法

　一般的なビジネスにおいては、「BCGマトリクス」（ボストン・コンサルティング・グループ・マトリクス）と呼ばれる分析手法がある。BCGマトリクスは、企業が複数の事業を持つ場合に「市場成長率（成長性）」と「市場占有率（競争地位）」という2軸を用いて事業ポートフォリオを分析し、経営資源の配分を検討するフレームワークである。医療機関経営においても、診療科や提供サービス、施設などを事業単位とみなし

て資源配分を考える際に十分応用できる。ただし、医療は公益性が高いサービスという特徴があるため、単純に収益性や成長率だけで決定できない領域があることは忘れてはならない。

BCGマトリックスでは、「市場成長率」と「市場占有率（マーケットシェア）」に基づき、事業を「花形（スター）」「金のなる木（キャッシュカウ）」「問題児（クエスチョンマーク）」「負け犬（ドッグ）」の4つの象限に分類する。病院経営で例えると下記になる。

- 「花形」：先端医療技術を持つ手術チームや、最新の手術ロボットを用いる外科分野など、成長性・収益性が高く将来のエースとして期待される部門
- 「金のなる木」：患者数が多く安定収益を生む一般内科や慢性疾患外来など、爆発的成長はないが堅実な収入を長く支えてくれる部門
- 「問題児」：将来期待されるが、まだ収益化が不十分な在宅医療部門や新設の健診サービス。成長戦略を明確にする必要がある部門
- 「負け犬」：需要減少や競合強化で患者数が減り、経営面での負担となっている部門。改革や撤退を検討すべき部門

事業ポートフォリオ分析によって、「強い分野」から生まれる安定収益を「伸びる分野」へ再投資する戦略が考えられる。また、「苦戦している分野」の問題点を洗い出し、テコ入れや縮小を検討することで、無駄な経費を洗い出し、経営全体の効率を上げていく。医療機関経営における事業ポートフォリオとは、医療機関が持つ複数の診療科やサービスを「資源配分」や「成長戦略」の観点で整理・分析する考え方であり、これにより、何が強みで、何を育て、どこを改めるべきかが見え、経営資源の効率的配分を実践でき、より強固な経営基盤を構築することにつながっていく。

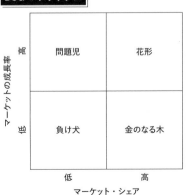

12 競争戦略

POINT
- 「差別化」「低コスト化」といった取り組む方向を見定めて持続的な競争優位を獲得
- 院内の活動を「主活動」と「支援活動」に分解し、差別化やコスト優位を分析する
- 一部門の最適化にとどまらず、部門横断的・プロセス全体を見据えた視点が重要に

　マイケル・E・ポーター（Michael E. Porter）はハーバード大学教授で、企業の持続的競争優位や産業構造分析の理論的基盤を築いた著名な経営学者である。ポーターの理論的フレームワークの中で有名なのが「競争戦略」の考え方である。企業が持続的な競争優位を獲得するには、自社のポジションを明確にし、「差別化」や「低コスト化」といった基本的方向性のいずれかに集中することが有効だと述べている。ポーターが提示する「3つの基本戦略」は以下の通り。

①コスト・リーダーシップ戦略（Cost Leadership）
　業界で最も低いコスト構造を築き、低コストで製品・サービスを提供する戦略。大規模生産、効率化、スケールメリットなどが鍵で、価格競争に強くなる。医療経営では、地域医療連携推進法人や病院グループなどが、薬剤や医療材料の一括購入、共同購買でスケールメリットを生かし、仕入れコストを低減し、競合に打ち勝つ戦略が挙げられる。

②差別化戦略（Differentiation）
　製品・サービスに独自の価値を付与し、顧客に訴求する戦略。ブランド力、イノベーション、品質などで差別化し、価格に敏感ではない顧客を獲得して利益率を高める。医療経営の例では、整形外科で既に定評がある病院がスポーツ選手向けのリハビリセンターやスポーツデータの医学的解析部門を併設するなど付加価値の高いサービスを展開し、「ここにしかない」サービスを確立する戦略が考えられる。

③集中戦略（Focus）
　特定の市場セグメント（ニッチ市場）に焦点を当て、そのニーズに特化した製品・サービスを提供する戦略。広い市場を狙うのではなく、特定の顧客層や地域、市場領域に限定して優位性を確立する。集中戦略はさらに、コスト集中戦略と差別化集中戦略に分けられる。医療経営では、糖尿病専門医やその他専門職を多くそろえ、高齢者向けの「糖尿病センター」を設立し、合併症予防、栄養指導、フットケア外来、高齢糖尿病患者向けの在宅支援サービスなど包括的に糖尿病に特化した専門治療をすることで、高齢患者を集めるような戦略が考えられる。
　ポーターはまた、企業内部の活動を「価値連鎖（バリューチェーン）」として分解・

分析する手法も提案している。バリューチェーン分析では、企業が価値を生み出す主活動（物流、オペレーション、販売など）と、それを支える支援活動（人事、技術開発、調達など）に分解し、どの部分で差別化やコスト優位が生まれるかを検討する。強化・改善すべきプロセスが明確になり、基本戦略を具体化する上での指針となり得る。医療機関経営では、「患者が受診から検査、診療、退院、フォローアップに至るまでの全プロセスを俯瞰し、どの部分で患者に付加価値を生み出し、どの部分でコストや非効率が生じているのかを可視化する」こととなる。主活動（例：予約・受付 →診療・治療 → 退院・転院・地域連携 → 広報・紹介 → フォローアップ）、支援活動（例：病院管理・経営企画・人材育成・IT・調達・設備投資）と分けて考え、「差別化」「効率化」「患者満足度向上」「医療安全」などの視点で課題を抽出し、改善策を講じていく。単に一部門の最適化にとどまらず、部門横断的・プロセス全体を見据える。

　これらの理論は、企業の持続的競争優位の源泉を理解し、戦略意思決定を論理的・体系的に行うために多くの産業で広く活用されている。

3つの基本戦略

	優位性	
	低価格	差別化
広いターゲット	①コストリーダーシップ戦略	②差別化戦略
特定のターゲット	③コスト集中戦略	④差別化集中戦略

対象とする市場

集中戦略

バリューチェーン

支援活動

| 全般管理 |
| 人事・労務管理 |
| 研究開発 |
| 調達活動 |

主活動

| 購買 | 製造 | 物流 | 販売・マーケティング | サービス |

マージン

41

13 環境分析

POINT
- 医療機関の経営の持続性を高めるために不可欠な取り組みの外部環境分析
- 「PEST分析」「3C分析」が代表的な環境分析のフレームワーク
- 複数の要素を複合的に分析し、診療科の強化や機能再編、人材確保などを総合的に検討

　医療経営における外部環境分析とは、社会や経済、法律など医療機関を取り巻く要素を多角的に把握し、経営上の機会やリスクを見極めるプロセスである。国の医療政策や診療報酬制度、地域の人口動態などは医療機関の収益構造やサービス提供体制に直接影響を及ぼすため、外部環境分析は戦略策定の基盤となる。特に、国の医療政策や制度に左右されやすい医療機関にとって、環境変化に素早く適応することは経営の持続性を高める重要課題である。

　環境分析の際によく用いられるフレームワークとして、「PEST分析」と「3C分析」がある。PEST分析は、Politics（政治・政策）、Economy（経済）、Society（社会・人口動態）、Technology（技術）の4つの視点から検討し、3C分析は、「顧客（Customer）」「競合（Competitor）」「自社（Company）」の3つの視点から現状を把握することで、戦略立案を行う手法である。

PEST分析

①Politics（政治・政策）
　厚生労働省による診療報酬改定や医師の働き方改革など、医療制度や関連法規の動向は医療機関の経営に大きく関わる。例えば、診療報酬が引き下げられれば、それまでは採算が取れていた診療科が赤字に陥る可能性がある。また、医師の働き方改革によって当直体制や勤務シフトの見直しが必要になれば、人件費やスタッフ配置にも影響が生じる。さらに、地域医療構想をはじめ国が推進する政策によって、医療機関同士の機能分化や統合が加速し、地域全体で役割を再編する動きが進むこともある。

②Economy（経済）
　経済環境は医療費全体の伸びや保険財政、モノの価格などに影響を与えるため、医療機関の収益に直結する。景気後退に伴い雇用環境が悪化すると、健康保険料の納付率低下や患者の受診控えが起こる可能性がある。地域の経済が縮小して人口が流出していくと、外来患者数や入院患者数が減少し、医療機関の収益に影響を与える。また、医療材料や医療機器は輸入資源や為替相場に左右されることもある。例

えば、円安が進行すれば海外製の高額医療機器の調達コストが上昇し、医療機関の収支に大きく影響を与える恐れがある。

③Society (社会・人口動態)

　少子高齢化や人口減少、ライフスタイルの変化など、社会的な要素は医療機関が提供するサービス内容に大きく影響する。高齢化が進む地域では、慢性期医療や在宅医療、リハビリテーションの需要が増加する一方で、小児科や産科などの需要は縮小する例をよく目にする。また、インターネットやSNS (交流サイト) の普及により、患者自身が医療情報を積極的に収集するようになり、セカンドオピニオンや医療サービスに対する「質」への意識が高まり、医療機関を選択する目が厳しくなることも考えられる。地域包括ケアシステムの推進により、在宅医療・介護施設との連携が一層求められ、地域社会や様々な地域内コミュニティーとの関係構築がより重視される。

④Technology (技術)

　電子カルテの高度化や遠隔診療、新薬の登場、AIを用いた診断支援などが加速し、医療サービスの質・効率が高まる一方、導入にかかる投資コストやスタッフの教育が課題となる。例えば、新しい手術支援ロボットや画像診断システムを導入すれば、医療の質の向上とともに差別化要素となり、患者獲得に寄与する魅力につながるであろう。一方で、高額な設備投資が必要になったり、ITやデータ解析に対応できる人材を育成・確保しなくてはならず、セキュリティー対策の強化などの課題も生まれる。技術導入の是非を判断するには、費用対効果やスタッフのトレーニング体制など追加的負担の検討が求められる。

3C分析

1. 「顧客 (患者・地域住民)」(Customer) 分析においては、地域の医療ニーズに十分応えられているかなどを把握することが重要である。つまり、地域内ではどのような診療科が求められているか、患者層の年代やその年代ごとの健康上の問題は何かといった視点で掘り下げていく。一般的に、高齢化が進む地域であれば慢性疾患やリハビリの需要が高まり、子育て家族層が多い地域であれば周産期医療や小児科の整備が求められるであろう。

2. 「競合 (他院・診療所・オンライン診療)」(Competitor) 分析では、周辺にある公立病院や民間病院の病床数、稼働率、診療実績や専門性、医師の数や診療時間帯、設備投資の状況などを確認する。また、昨今はオンライン診療や在宅医療サービスも普及しつつあり、患者が必ずしも来院しなくても医療を受けられる環境が整備され始めているため、オンライン診療や在宅医療も競合の1つと考え得る。

3. 「自社 (自院)」(Company) 分析では、自院の病床数や稼働率などの基礎データ、これまでの診療実績、医師や看護師などの人材の質と量、教育体制、医療機器や

ITインフラの整備状況などを整理し、自院が強みを発揮できる領域を特定する。その上で、他院とは異なる専門性の確立や差別化要素の強化を打ち出すことを考えていく。

医療経営における環境分析では、国の医療政策や診療報酬制度（Politics）、景気・保険財政や物品調達コスト（Economy）、少子高齢化や地域社会のニーズ変化（Society）、ICTや先進医療技術の導入（Technology）といった大局的な視点から外部要因を複合的に捉えることが重要である。また同時に、より焦点を絞って地域内の「顧客（Customer）」「競合（Competitor）」を深堀りし、「自社（Company）」の特徴や強み・弱みを分析する。これらの要素を複合的に考えて、医療機関は診療科の強化や機能再編、人材確保や設備投資などを総合的に勘案した経営戦略を策定していくこととなる。

PEST 分析

外的要因が自院の事業にどのような影響を与えるのかを分析し、把握する方法

Politics【政治的要因】	Economy【経済的要因】
事業を規制する政治動向や法改正、規制緩和など	経済成長、経済水準、所得の変化、物価上昇、為替変動、金利など

Society【社会的要因】	Technology【技術的要因】
人口動態の変化、ライフスタイルの変化、価値観・倫理観・流行の変化	IT技術や技術革新、特許など事業に影響を与える技術動向

3C 分析

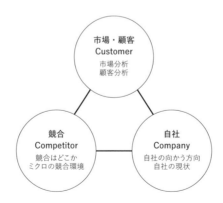

14 ファイブフォース分析

POINT
- 業界内での競争の激しさや収益性を決定する5つの主要な視点から分析
- 5つの視点とは、「競争業者」「新規参入者」「代替品」「供給業者」「顧客」
- 市場の動向を評価・理解することで、効果的な戦略を立てることが可能に

経営に関する複雑な事象を整理する思考方法に「フレームワーク」という考え方がある。経営における課題解決や戦略策定のために使われる体系的な思考ツールやモデルとも言え、代表的なものに、SWOT分析、PEST分析、3C分析などがある。これらのフレームワークは、複雑なビジネスの状況を整理、分析し、効果的な意思決定を支援するために使用される。その中で、経営環境分析で有名なフレームワークに、マイケル・E・ポーターが提唱したファイブフォース分析（5つの力、Five Forces Analysis）がある。これは企業が自分たちの業界の競争環境を評価し、戦略を策定するためのフレームワークであり、ある業界内での競争の激しさや収益性を決定する5つの主要な視点から考える。

①業界内の競争業者 (Industry Rivalry)
既存の競争相手との競争度合いや激しさを指す。業界内の競争が激しいと、価格競争や顧客の奪い合いが起こりやすく、企業の収益性が低下する可能性がある。競争の激しさは、市場シェア、業界成長率、製品・サービスの差別化の程度などによって影響される。

②新規参入者の脅威 (Threat of New Entrants)
新しい企業が市場に参入する可能性と、その影響を指す。市場への参入障壁が低い場合、新規参入者が増加し、既存企業の市場シェアが脅かされる可能性がある。参入障壁には、技術的な難易度、法規制や免許の有無、初期投資の大きさなどが含まれる。

③代替品の脅威 (Threat of Substitutes)
顧客が他の製品やサービスに切り替える可能性を指す。代替品が多い場合、顧客が簡単に他の製品に移行でき、価格競争が激化しやすくなる。代替品の脅威は、代替品の性能、価格、利用のしやすさなどに依存する。

④供給業者の交渉力 (Bargaining Power of Suppliers)
供給業者が価格や取引条件について交渉する力を指す。供給業者の交渉力が強い場合、企業は高いコストを強いられ、収益性が低下する可能性がある。供給業者の交渉力は、供給業者の数、供給品の独自性、供給業者の切り替えコストなどによって

影響される。

⑤顧客の交渉力（Bargaining Power of Buyers）

顧客が価格や取引条件について交渉する力を指す。顧客の交渉力が強い場合、企業は製品やサービスの低価格化を強いられ、収益性が低下する可能性がある。顧客の交渉力は、顧客の数、購入量の大きさ、製品やサービスの差別化の程度、顧客の切り替えコストなどに依存する。

ファイブフォース分析では、これらの要因を評価することにより、企業は市場の動向を理解し、効果的な戦略を立てることができる。医療経営を考える際にも、置かれた環境を「5つの力」で分析することで自院の立ち位置や取るべき戦略の方向性がより明確となる。例えば、以下のような形で医療経営への応用が考えられる。

①競争業者（競争の激しさ）

同地域内の他の医療機関との競争を指す。患者を引き付けるために提供するサービスの質、医療職の技術力の差異、施設の充実度などが影響する。競争が激しい場合、差別化戦略や専門性を高めることが重要となる。

②新規参入者の脅威

新しい医療機関が地域に開業・進出すれば、既存の医療機関にとって脅威となる。新規参入者が増えると、患者の奪い合いが激化する可能性がある。ブランド力や患者満足度の向上、特化した医療サービスの確立などで競争優位を維持することが求められる。介護施設からの医療機関への展開や公的病院の統合なども広い意味ではここに入るだろう。

③代替品の脅威

既存の医療機関のサービスに対する代替手段の存在を指す。例えば、これまでにない画期的な治療法、AI（人工知能）、遺伝子診断、予防医療、アンチエイジングなどの普及などが該当する。

④供給業者の交渉力

医薬品、医療機器、消耗品などを供給する業者の交渉力を指す。供給業者が少数で強い交渉力を持つ場合、コスト増加のリスクがある。複数の供給業者と関係を築き、競争状態を作ることで供給業者側の交渉力を低減させることが重要となる。

⑤顧客（患者）の交渉力

患者や家族が持つ交渉力を指す。医療機関のサービスに対して患者が高い要求を持つ場合、サービスの質を向上させる必要がある。また、患者満足度を高めるために良質な医療サービス、患者中心のケア、効果的なコミュニケーションを発展させることが求められる。医療費の払い手である保険者も顧客としてカウントできる。

これらの「5つの力」を考慮することで、医療を取り巻く環境の変化を俯瞰すること

につながり、それらの中での競争状況を理解し、効果的な経営戦略の構築のヒントとできる。なお、業界は常に変化しており、診療報酬制度、技術革新、規制変更、経済の変動などが業界の力に影響を与える可能性が強いため、医療経営を考える際には外部環境の変化を定期的に観察・評価することが重要となる。ファイブフォース分析はあくまで業界の競争環境を理解するためのツールであり、その結果を具体的な戦略に落とし込むことは別のプロセスが必要となる。分析結果を基に、自社の強みを生かした戦略や弱みを補完する戦略を策定することが次のステップと言える。

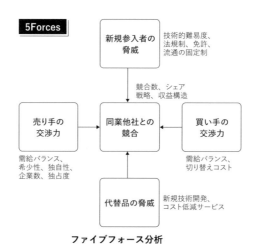

ファイブフォース分析

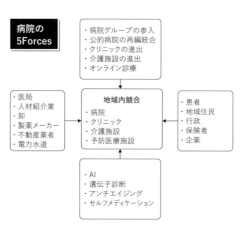

医療機関におけるファイブフォース分析

下のケースの登場人物になったつもりで、本書で解説した知識やフレームワークなどを活用して課題の分析等を行ってみてください。事例を通じて様々な視点から問題を眺めることで、経営的統合力が身につくことを期待できます。

Case ‖ シラカバ総合病院

　台風一過の夏らしい日で、理事長室の窓の外から蝉の大合唱が聞こえてくる。夏の明るい陽射しとは対照的に、浜岡勇次郎は暗い顔つきで冷めたコーヒーが入っているカップを見つめていた。

　シラカバ総合病院は設立35年、先代の浜岡幾太郎が創設し、9つの診療科（循環器科、消化器内科、消化器外科、整形外科、呼吸器科、婦人科、小児科、リハビリテーション科、麻酔科）を持つ120床の急性期病院だ。診療圏には、この地域の中核病院である500床クラスのキンモクセイ病院と、280床の急性期病院であるツツジ記念病院がある。診療圏の急性期患者はこの3つでほぼ取り合っているのが現状だ。勇次郎が理事長になって6年がたった。入院患者数・外来患者数の推移は年々厳しく、病床稼働率も80％を割る月が目立ってきた。高齢化はそれほど進んでいない診療圏ではあるが、人口流入はストップしている。近隣にある大手自動車工場が不景気のため撤退し、それに伴って家族層が大きく減ってきたことが影響している。隣の診療圏では幹線道路が伸長し、自治体の支援で高齢者住宅群を整備し始めており、人の行き来に変化が出るのではと言われている。

　これまでシラカバ総合病院の得意分野であった消化器外科では、名医の評判が高い飯田部長がそろそろ定年近く、彼が引退すると患者数は間違いなく減るだろう。今週の手術予定表を見ると、飯田が執刀予定の手術が5件入っている。これが一気に無くなってしまうことを考えると頭が痛い。大学医局からの派遣も3年前からぱったりと止まっており、当院の医師の高齢化はかなり進んでいる。一方、キンモクセイ病院では若手の新進気鋭の消化器外科医を招へいし、強化に乗り出している。ツツジ記念病院ではがん診療への特化を加速しており呼吸器系がんや婦人科系がんに力を入れてきている。2年前に婦人科系がんのエキスパートであった山本医師をシラカバ総合病院から引き抜いたばかりだ。

　勇次郎は目の前の机に散乱している損益計算書のデータをもう一度手に取った。「コスト削減をもう一歩進めてください」。地銀の支店長が残していった言葉を思い出しながら、総務課が出してくれた医薬品・医療材料一覧にも目を向けた。がん患者向けの高額医薬品の使用が多いため医薬品の支出がどうしても多くなる。新薬の割合が大きいので取引業者からのディスカウントもなかなか引き出せない。明日の医薬品・医療機器選定委員会では多くの医師や部門が新しい装置や薬の導入を迫ってくるだろ

う。全てのリクエストを聞いてやりたいが、そうはいかない財務状況だ。7km先の大学病院では、がんの遺伝子治療の先進医療が承認されたらしく、「切らずに治るがん治療」と地元の新聞で大きく掲載されていた。手術や放射線などの旧来の治療法でなく、負担が少ない低侵襲の治療法にどんどん患者さんは引き寄せられるのだろう。かといって、当院の規模では先進医療を進めるほどの人的・金銭的余裕はなく、さらに医師や看護師の高齢化が進んでおり、新しい治療法の習得には追いついていけないのではないだろうか。そういえば、先日も定年予定の看護師3人の送迎会を開催したばかりだった。彼女らは当院での30年以上の勤務を誇りにも思っていると口をそろえて言ってくれた。ベテラン3人が抜けるのは本当に頭が痛いが、彼女らの穴を埋めるために人材紹介業者に支払った額を見るとさらに頭が痛くなる。人材紹介業者に頼りたくはないが、こんな小さな病院に自発的に来てくれる看護師も医師もそう多くない。冷めたコーヒーを飲み干そうとカップを持った瞬間、白衣の右ポケットにある携帯電話が鳴った。

「お、浜岡先生！ 先日のゴルフ大会ではお疲れ。ところで、ヤエザクラ会グループがうちの診療圏に進出するらしいよ。300床クラスの急性期だって。救急強化の病院らしい。3年後の開院だって。土地買収が決まったらしい。懇意にしている不動産屋がさっき教えてくれたんだ。浜岡先生の病院からもそう遠くはないらしいよ」。同じ診療圏で開業している鈴木消化器科クリニックの鈴木礼二院長だった。同年代のゴルフ仲間だ。

「そっか、救急はうちも弱いから地域にとっては助かるなあ。貴重な情報をありがとう」。

3分ほど世間話をして電話を切ったが、手の震えが止まらない。ヤエザクラ会グループがやってくる……。鈴木院長には強がりを言ったものの、日本全国で35病院を運営するヤエザクラ会グループが進出してきた医療圏は厳しい競争にさらされるという各地の噂を思い出していた。強固な資金力と全国ネットワークの人材採用力は脅威となる。

八方ふさがりとはこのことだ。父親の代は良かった。何もしなくても患者は増え、大きな病院とも取り合うことなく、平穏に日々を送っていた。今後、シラカバ総合病院をどうしたらいいのだろう……。

▶ 設問
シラカバ総合病院の置かれた経営環境をファイブフォースで分析してください。

15 競争地位戦略

POINT
- 自院のポジションを明確化し、最適な戦略を検討することを目的とした理論
- リーダー、チャレンジャー、フォロワー、ニッチャーのどれに該当するかを分析
- 医療圏における自院のシェアや専門性、資金力などに応じて戦略を考察しやすく

　競争地位戦略は、アメリカの経営学者であるフィリップ・コトラーが提案した競争戦略の理論である。コトラーは企業が保持している経営資源の質と量により、業界内の各企業を、リーダー、チャレンジャー、ニッチャー、フォロワーの4つに分類し、それぞれの地位に基づいた戦略があると提唱した。病院経営においても、この枠組みを参考にすることで、地域医療圏内における自院のポジションを明確化し、最適な戦略を検討することが可能となる。

①市場リーダー（Market Leader）
　地域で最も大きなシェアや影響力を持ち、患者数や手術件数、救急車受け入れ台数、診療実績、設備投資力などで他院を大きくリードするポジションである。国公立の中核病院や大学病院が該当することが多い。リーダーである病院は、高度医療や専門センターの設立などを通じて、常に医療の質や研究面で先頭を走る努力を継続する必要がある。また、地域の他の病院やクリニックとの連携体制を構築し、患者紹介先や高度医療の受け皿としての地位を固めることが重要である。さらに、医師や看護師を含めた人材確保においても優先権を持ちやすいため、教育体制やキャリア支援を充実させ、優秀な人材を長期的に引き付ける施策を行うべきである。こうした取り組みによって"他院に選択肢を与えない"ほどの強力なブランド力と圧倒的な症例実績を蓄積することが、市場リーダーとしての基本戦略である。

②市場チャレンジャー（Market Challenger）
　地域で2番手または準ずる規模を持ち、リーダーに対して攻勢をかけたり、差別化を図ろうとする立場である。大規模な私立病院や積極投資で急成長している病院が当てはまることがある。チャレンジャーの病院は、リーダー病院がカバーしきれない領域を重点的に強化する策が有効である。例えば、リーダー病院が弱い特定診療科を充実させ、最新の医療機器に投資したり、高度技術を持つ有名医師を積極的に招へいし、地域住民に「ここでしか受けられない高度医療」を提供することで差別化を図る。また、広報活動やマーケティングを駆使し、患者と地域に対して専門性をアピールすることで、リーダー病院から患者を奪取することに力を注ぐ。加えて、ITシステムや遠隔医療といった先進技術の導入によって診療効率や患者満足度を高め、リーダーが力を

50

入れていない分野を先読みし、差を一気に詰める攻めの姿勢を戦略も効果的だ。

③市場フォロワー（Market Follower）

トップシェアではなく、既存のリーダーやチャレンジャーに追随・模倣する形で安定的な経営を狙うポジションである。中小規模病院や、地元に根差した小回りの利く民間病院が該当する場合が多い。フォロワーは、自院が規模や資金力で劣ることを前提に、無理をして大きな投資競争に巻き込まれないように、身の丈を考える必要がある。リーダーやチャレンジャーが行った新技術や設備投資の動向を見極めながら、必要最小限の投資で地域に必要な医療を提供するミニリーダー・ミニチャレンジャー、いわば模倣戦略が有効である。さらに、地域密着型のサービスを強化し、高齢者医療や在宅医療、アフターケアなど、大病院ではカバーしきれない細かなケアを提供することで競争を回避する方向性も考えられる。職員を過剰に拡充しない代わりに、現有メンバーの生産性を上げ、限られた資源で優れた医療サービスを提供する体制づくりを目指す戦略も有効である。フォロワーは市場内で数が最も多いと言われている。

④市場ニッチャー（Market Nicher）

ニッチ（niche）は、「隙間」「くぼみ」を意味する。限られた診療領域や特定の患者層に特化し、他院が手薄としている分野を深掘りし、強みを発揮するポジションである。甲状腺治療のみをする病院、ホスピス専門病院、リハビリテーション特化型病院などが一例である。ニッチャーの病院は、規模の拡大よりも専門性の深化に集中し、そこにしかない独自の価値を提供することが最重要である。例えば、難病の治療や希少疾患の研究を行う部門を充実させる、あるいは特定の術式やメソッドに特化することで、遠方から患者を集めることも可能となる。こうした専門領域への集中は、大病院との直接競合を避けつつ、独自のポジションを築く鍵となる。

フィリップ・コトラーの競争地位戦略を自院の経営に当てはめると、地域の医療圏におけるシェアや専門性、資金力などに応じて、リーダー・チャレンジャー・フォロワー・ニッチャーのいずれに属するかが見えてくる。いずれの立場であっても、外部環境分析をしっかり行い、医療機関の公益性や診療報酬制度、医療安全体制などを踏まえた上で最適な戦略を選択しなければならない。リーダーならば高度医療とブランド強化、チャレンジャーであれば差別化の徹底、フォロワーは安定志向と地域密着、ニッチャーは専門領域への集中が、それぞれの経営戦略の基本姿勢となる。

		量的経営資源	
		大	小
質的経営資源	高	リーダー 全方位	ニッチャー 集中化
	低	チャレンジャー 差別化	フォロワー 模倣

競争地位戦略

※質的経営資源：歴史、技術力、マーケティング力、ブランド力、トップのリーダーシップなど
量的経営資源：専門職人材数、職員数、特許数、機器数、資金、生産規模など

16 M&A

POINT
- 医療経営においては医療法人や病院事業を別の組織が承継・統合すること
- 経営基盤の安定化などの利点がある一方、組織文化の統合に伴う摩擦が生じる可能性も
- 事前のリスク分析と、M&A成立後に行われる統合プロセスの計画の策定が不可欠

M&Aとは「Mergers（合併）」と「Acquisitions（買収）」の略で、企業の合併や買収を意味する。医療経営におけるM&Aは、医療法人や病院事業を別の組織が買収・承継・統合することを指す。近年は地域医療の維持や後継者不足の解消、経営合理化などを目的とした医療機関のM&Aが増えている。M&Aが増えてきた背景としては、まずは後継者不足・経営者の高齢化が挙げられる。個人経営や中小規模の医療法人では、経営者の高齢化に伴い後継者が確保できないケースが増えており、M&Aにより新たな経営母体へ移行することで、医療の継続が図られる。さらに、医療経営環境の変化による経営困難事例が増えてきたことも影響している。少子高齢化や都市部への人口集中により、地方では外来患者数や入院患者数の減少、診療科の偏在などが深刻化し、M&Aによって経営資源を統合し、地域の医療を集約化・効率化する動きがみられる。同時に、医療機器の更新投資やスタッフ確保、人件費の増大などの経営負担の回避のために、より大きな組織の傘下に入ることで、購買コストの削減や設備投資の効率化、経営管理の専門化などが期待できる面もある。

M&Aのメリット

① 経営基盤の安定化
大規模法人やグループの資本力・信用力を活用し、財務面の補強が可能となる。共同購入や卸業者との交渉力向上でコスト削減効果を期待できる。また、効率的なシステムや管理ノウハウの導入によって経営管理能力が向上し、効率的な管理ができるようになる。

② 人材確保・育成の強化
組織の規模拡大により、看護師・コメディカル・医事スタッフなどの法人内異動がしやすくなり、かつ多様なキャリアを目指して人材が集まりやすくなる。さらに、教育投資への余力増加、施設間ローテーション・集合研修の充実などにより人材育成体制の強化にもつながる。

③ 医療の質と安全性の向上
グループ内の専門医の知識や先進医療機器を共有しやすくなり、患者の治療成績や

満足度向上が期待できる。また、診療科の補完を通じて患者の受診先が多様化し、より適正な診療科や施設に患者を誘導することができる。

④地域医療の維持・集約化

経営難や後継者不在で存続が危ぶまれていた医療機関でも、M&Aによって新たな経営母体が引き継ぐことでこれまでの地域医療提供体制を維持できる。無駄なサービスを省くことで、地域内の医療資源の効率化につながり、地域医療構想の推進にも寄与する。また、職員の雇用も維持され、地域内雇用の低下を防ぐことにもつながる。

M&Aのデメリット

①組織文化の統合に伴う摩擦

合併や買収によって複数の病院が1つの組織として統合される場合、医療従事者同士のコミュニケーションや業務プロセス、組織文化の違いで摩擦が生じやすい。特に医療現場では「病院ごとの慣例」「部門ごとの指示系統や業務範囲へのこだわり」などが根強く浸透しており、それらを統一するための調整に時間と労力がかかる。

②設備・システムの統合費用や運用コストの増加

電子カルテや診療報酬請求システム、病院情報システムなどのIT基盤は、医療機関ごとに異なるベンダーやカスタマイズ内容で運用されていることが多い。M&A後にはこれらを統合・再構築する必要があり、大規模な投資やシステムトラブルへの対処費用、スタッフの研修コストなどが発生する。また、余剰設備の処分や新たな設備投資の判断が求められ、短期的には収支が悪化するリスクがある。

③組織の肥大化による意思決定の遅れ

複数の医療機関が統合されることで、ガバナンスや意思決定プロセス、指示命令系統が複雑化する傾向にある。役職や会議体が増え、最終的な意思決定までに時間がかかるようになり、迅速な経営判断が難しくなる場合がある。

④地域との関係調整が複雑化する可能性

M&Aにより医療機関の医療機能や経営方針が変わると、これまで築いてきた地域との関係性や行政との連携体制に影響を及ぼすことがある。医師会や地域住民、地方自治体からすると、「経営の主体が変わることで今後の医療サービスに影響が出るのではないか」といった不安を抱く場合がある。

以上のように、M&Aには医療経営のスケール拡大や資本力強化といったメリットがある一方、組織内摩擦やガバナンスの未整備、ITシステム統合への対応など、デメリットやリスクもある。医療経営において他院のM&Aを検討する際には、M&Aのメリットを最大化し、デメリットを最小化するために、リスク分析とPMI (Post Merger Integration、M&Aの成立後に行われる統合プロセスの計画) の策定が不可欠となる。

第 **4** 章

マーケティング

マーケティングの考え方

POINT
- 患者のニーズを的確に把握し、サービスに付加価値を生み出す総合的な活動
- 「顧客満足の最大化」「競争優位の確立」「収益性の向上」「ブランド価値の醸成」を図る
- ニーズの捉え方とサービス開発の順序が異なる「マーケットイン」と「プロダクトアウト」

　マーケティングとは、企業や組織が顧客のニーズや欲求を的確に把握して、自社の提供する製品やサービスに付加価値を生み出し、選んでもらうための総合的な活動である。経営においては、顧客志向に基づいた商品開発や価格設定、販路選定、コミュニケーション施策などの戦略的施策を組み合わせることで、持続的な成長と競争優位を獲得することがマーケティングの目的となる。

　マーケティングの基本的な考え方は、「顧客に焦点を当てる」という点にある。すなわち、顧客が何を求めているのか、どのような価値を感じるのかを正確に理解し、その期待に応える商品やサービスを設計・提供することで、顧客満足を高めるのが出発点となる。多くの市場では競合他社が存在するため、自社だけが一方的に提供したい商品を供給するだけでは、顧客の支持を得ることは難しい。つまり、市場のニーズを分析し、自社のウリとマッチングさせる一連の取り組みをマーケティングと考える。

　医療経営の分野でも、患者から"選ばれる"、地域から"選ばれる"ことが生き残りの必須要件となってきており、マーケティングの視点の重要性はますます高まっている。医療経営におけるマーケティングは、患者数を増やすための宣伝活動だけでなく、「地域社会の健康を支える医療機関」としてのブランド構築や、患者ニーズを的確に把握して最適な医療サービスを提供する包括的な取り組みを指すと考えてよい。まずは、地域住民がどのような医療を求めているのかをリサーチし、地域内にどのような医療的課題があるかを明確にする。その上で、地域に必要とされている医療サービスに関して、自院の専門性や診療科目における強みやウリを磨きつつ、質の高い接遇や患者サービスを実践することで、他院との差別化を図っていく。さらに、ホームページやSNS（交流サイト）、地域向けセミナーやイベントなどを活用し、自院の魅力や強みを伝えていく。これらを総合的に行うことで、地域住民から"選ばれる"医療機関となっていくのである。まさに、マーケティング戦略は医療経営の根幹の1つとも言える。医療機関を含めた企業活動におけるマーケティングの目的をまとめる。

- **顧客満足の最大化**：顧客が商品やサービスを利用することで得られる満足度を向上させ、継続的に自社を選んでもらう関係を構築する。
- **競争優位の確立**：差別化された商品やブランドイメージをつくり上げ、他社・他院

にはない魅力を打ち出すことで市場での地位を高める。

・**収益性の向上**：売り上げ拡大だけでなく、原価や販管費を適切にコントロールしながら利益を確保し、事業を持続的に発展させる。

・**長期的なブランド価値の醸成**：企業や商品に対する好感度・信頼感を培い、顧客ロイヤルティーを確立することで、長期的なリピーターや支持者、ファンを増やす。

「マーケットイン」と「プロダクトアウト」

　マーケットインとプロダクトアウトは、どちらも商品やサービスの開発時に使われるマーケティングの基本概念である。医療経営を考える上でも重要なため解説する。

　「マーケットイン」は、顧客のニーズや要望を重視し、市場調査や顧客フィードバックを基に製品やサービスを開発する手法である。自社が売りたいものではなく、顧客が求めているものを作ることで顧客満足度を高めることを目的とした概念である。「プロダクトアウト」は、企業の技術力や生産能力を中心に据え、自社が作りたい製品を市場に売り込む手法である。顧客自身が明確なニーズを分かっていない段階で企業側から提案する形をとることもある。マーケットインが顧客のニーズに沿うことで「売れるものを作る」考え方であり、一方、プロダクトアウトは、「企業の作りたいものを作って売る」考え方である。マーケットインとプロダクトアウトには明確な優劣はなく、両者の大きな違いは、ニーズの捉え方とサービス開発の順序にあると言える。

　医療経営に当てはめると、マーケットインは「地域にどのような医療ニーズがあり、住民はどのような医療サービスを求めているのか」を調査し、それに合わせて医療機関側が提供する診療科や医療サービスを考える。これに対し、プロダクトアウトでは「医療機関がもともと得意とする高度医療や専門性」に重きを置き、それを患者や地域住民に訴求して顧客を獲得しようとする。マーケットインは"患者志向"、プロダクトアウトは"技術志向"の側面が強い。原則的に、医療はマーケットインで考えるべきである。なぜならば地域あっての医療であり、ご当地ビジネスの側面が強いからだ。

　例えば、高齢化が進み子どもの数が激減する地域における総合病院の小児科を考えてみる。この地域では小児科のニーズは弱いと言え、マーケットイン的思考では小児科は縮小すべきと判断する。しかし、プロダクトアウト的思考では「当院では小児科が既にあるから、他地域から患者を呼び込もう」と判断する。または、高額のMRIを購入した病院が「せっかく買ったから対象患者を掘り起こす」として、MRIの稼働率を上げることを考える。これも典型的なプロダクトアウト的思考と言える。地域内にMRI対象患者が多くいればよいが、そうでないと無駄なプロモーションをしかねない。

　以上より、「患者から"選ばれる"、地域から"選ばれる"ために自院は何をすべきか」を徹底的に考え、経営戦略に生かすことがマーケティングである。地域密着型ビジネスの医療経営では、マーケティングは経営戦略を考える上で不可欠な視点と言える。

18 マーケティングプロセス

POINT
- 順序立てて考えて分析しながらマーケティングを進めることが重要に
- まずは市場・環境分析をし、主なターゲットとする患者層・疾患領域を選定
- 4P分析によりマーケティング施策を立案、施策の実行後は効果測定と継続的な改善

　マーケティングを進めていく上で、ある程度順序立てて考える必要があり、それをマーケティングプロセスと呼ぶ。医療経営におけるマーケティングプロセスは、単にホームページを刷新し、広告を出して患者を集めるという狭い意味合いにとどまらず、「医療を必要とする人々に対し、最適なサービスを届け、地域における存在価値を高めるための総合的な活動」として捉える。下記に代表的なマーケティングプロセスを示す。

①市場・環境分析（Situation Analysis）
　まずは自院を取り巻く環境や地域特性の把握が出発点となる。42ページで解説した環境分析（PEST分析、3C分析、SWOT分析など）が有用となる。例えば、下記の視点で情報を収集・分析する。
- 地域の人口動態：高齢者の割合が高いのか、若い子育て世代が多いのか、所得層はどのように分布しているか、など
- 疾患構造の傾向：生活習慣病が多いのか、産科・小児科ニーズが高いのか、など
- 競合状況：近隣にある他病院や診療所の診療科、強み・弱み、規模、稼働状況、など
- 行政・医師会との連携：地域包括ケアシステムの中での役割、補助金・政策動向、など

　こうした情報を整理することにより、医療機関が「どのような医療サービスを強化すべきか」「どの分野を伸ばすと地域に貢献することができるか」を見極めるための土台が出来上がる。

②ターゲット選定とセグメンテーション（STP分析）
　環境分析の結果を踏まえ、自院は「どの患者層・疾患領域を主なターゲットとするのか」を明確化するステップである（詳しくは63ページ）。
- セグメンテーション（Segmentation）：地域や患者層を細かく分ける。例えば、「高齢で富裕層」「核家族で産科ニーズがある層」「一人暮らしの高齢者で介護ニーズが軽い層」など、ニーズに応じて細分化する。
- ターゲティング（Targeting）：セグメントの中から自院の強みや資源を生かせる領

域に絞り込み、優先度を設定する。大きな専門病院と競合せずに地域密着を重視する場合や、特定分野の高度医療に注力して広域から患者を集める場合など、医療機関ごとの特性によってその領域は異なる。

・ポジショニング (Positioning)：選んだターゲットに対して、自院がどのような価値を提供できるかを明確化する。地域医療の拠点として「患者や家族に寄り添う病院」をアピールするのか、高度先進医療を充実させた「専門性の高い病院」を強調するのかによって、打ち出すメッセージや見せ方、ブランディングの方向性が変わってくる。

③マーケティング施策の立案 (マーケティングミックス)

STP分析で定義した方向性を具体的な施策に落とし込む際には、「4P分析」と呼ばれる枠組みが用いられる。医療機関の場合はproductを「サービス」と言い換えることも多いが、考え方は共通している。

● Product (製品・サービス)
・診療科：地域ニーズに合わせた診療科目の拡充、どの診療科を強化するか、どのような専門外来を設置すべきか、健診や人間ドックを併設するか、など
・スタッフ：スタッフが提供する医療レベルや接遇、患者が安心する雰囲気づくり、など
・設備投資：遠隔診療システムの導入、最新医療機器の導入、など

● Price (価格)
・医療費は診療報酬制度で決まる部分が多いが、自由診療 (人間ドック、予防医療、差額ベッドなど) においては価格設定の自由度がある領域もある
・自費診療サービス (美容医療や予防接種、健康診断オプションなど) を導入する際は、ターゲット層が感じる費用対効果や周辺施設との比較が重要

● Place (流通・提供チャネル、接点)
・医療機関へのアクセス：立地条件、駐車場の整備、公共交通機関からのルート
・在宅・オンライン：かかりつけ医との連携システム、在宅医療やオンライン診療への展開
・予約システムや待ち時間管理：ウェブ予約やスマートフォンでの受付システムの導入などを図り、患者の受診フローを確立してあらゆる接点をスムーズにする

● Promotion (販促・広報)
・広報活動：ホームページ、SNS (交流サイト) や地域ニューズレターを使った情報発信
・地域イベントや健康セミナーの開催：地域住民への認知度と顔の見える関係づくり
・地域内会議や医師会との連携を通じたネットワーク強化：他の医療機関からの紹介や連携の強化

④実行と評価（PDCAサイクル）

策定したマーケティング施策を実行した後は、効果測定と継続的な改善に取り組むことが重要となる。

・KPIの設定：外来患者数、病床稼働率、紹介患者数、満足度アンケート結果など、マーケティング施策が影響するであろう指標を決めて数値化する。

・フィードバックの収集：医師や看護師、事務スタッフなど自院職員の意見だけでなく、患者からの声や苦情を積極的に聞き取り、改善の材料にする。

・改善策の立案と再実行：得られたデータから問題点を把握し、新たな取り組みを検討・実践する。これを継続して行うことで、マーケティング施策の精度を上げていく。

以上が医療経営におけるマーケティングのプロセスである。「地域・環境の分析」から始まり、「ターゲットと方向性の明確化（STP）」「マーケティングミックスの具体化（4P）」「実行と評価（PDCA）」へと段階的に進めていく。地域における医療ニーズを的確に判断し、自院の医療サービスの差別化と価値提供を常時意識することで、競争が激化する医療経営分野においても継続的に患者を獲得・維持し、適正な利益を生み出すことが可能となる。

また、患者や地域住民、連携施設などとの良好な関係を構築するプロセスを通じて、自院ブランドの価値や社会的信頼の向上にも寄与していく。こうした取り組みを戦略的かつ継続的に行うことこそが、医療経営におけるマーケティングの意義であり、組織の成長と存続を左右する重要なプロセスでもある。

4P分析

顧客が求めている機能や価値はなにか？			いくらで販売すると市場に受け入れられて利益を出せるか？
・商品の品質 ・商品の幅 ・ブランドイメージ ・パッケージ ・アフターフォロー	Product（製品）	Price（価格）	・価格 ・割引サービス ・更新料
顧客はどのような接点・流通経路で購入するか？そこにウリを出せるか？	Place（流通）	Promotion（宣伝・広報）	ターゲット顧客にいかに認知してもらい、価値を訴求するか？
・リアル ・インターネット ・即日流通、在庫調整			・広告宣伝、広報 ・店頭のポップ ・口コミ ・SNS

マーケティング組織

19

| POINT
- 代表的な院内のマーケティング組織は「広報部門」と「地域連携部門」の2部門
- 広報部門は情報発信にとどまらず、多様な利害関係者との良好な関係構築が重要
- 地域連携部門は地域の医療資源を有機的につなぎ、包括的な体制構築を推進する存在

　マーケティングを円滑に進めるためには、マーケティング活動を運用できる体制や組織が必要となる。医療経営におけるマーケティングでもある程度の業務量が発生するため、担当する人材育成または組織づくりが重要となる。昨今の医療経営では、地域包括ケアや地域連携といったように、「地域」との関係性が極めて重要であり、マーケティングでも地域連携や地域への情報発信を意識した活動が中心となる。そのような情報発信や地域連携を担うのは、医療機関では「広報部門」「地域連携部門」が多い。ここでは、マーケティング組織の視点から広報部門と地域連携部門について考える。

| 広報部門

　医療経営において広報部門は、情報発信の窓口にとどまらず、地域住民や患者、行政、メディアといった多様な利害関係者（ステークホルダー）との良好な関係を構築し、医療機関のブランドイメージを高めるための戦略的役割を担う。医療機関は公益性が高く、地域における健康や福祉の要であるため、日々の医療活動や取り組みを分かりやすく伝え、信頼を獲得し続ける姿勢が自院の継続性にもつながる。多くの医療機関には「広報委員会」的な存在があると考えられ、そこが本機能を担うべきだろう。

　広報部門の最重要ミッションは「信頼構築」と言える。医療サービスは目に見えにくく専門性が高いため、患者や住民は理解不足からの不安を抱えやすい。広報の役割は、医療内容やスタッフの専門性、地域への貢献などを分かりやすく継続的に発信し、自院の価値を認知・理解してもらうことである。ホームページやSNS（交流サイト）で外来診療の情報や健康知識を発信したり、地域イベントや健康講座を開催して住民との接点を広げたりする。また、医療機関の理念や方針を明確に打ち出し、組織としての一貫性を示すことで、患者や地域住民に安心感を与える効果も期待できる。

　次に、危機管理やクレーム対応における役割がある。医療事故や院内感染など、万一のリスクに直面した際には、迅速かつ正確に情報を伝達し、自院の適切な対応を内外に示すことが求められる。近年ではSNSでの口コミや情報拡散が目立っているため、危機管理能力とコミュニケーション力を持った広報体制の整備が欠かせない。

　また、自院内のコミュニケーション活性化も広報の重要な役割である。院内広報誌

や院内ニュース、イントラネットを活用し、医療職や事務職など多職種の情報共有を促進することを意識する。結果、スタッフ一人ひとりが自院のことをよく知り、愛着を感じていき、組織へのコミットメントや忠誠心を育んでいくことにつながる。

医療機関の広報部門は、地域や患者との"橋渡し"であり、地域内ブランド価値を高めるための要所である。適切な情報開示と魅力的な発信を行うことで、「信頼される医療機関」として地域社会から選ばれ、経営の安定にも寄与する。広報担当部門が強いコミュニケーション力と医療知識、危機管理能力を備え、組織全体と連携をとりながら活動できる体制を整えることが、医療経営を支える上で非常に重要となる。

▌地域連携部門

地域連携部門は、患者の紹介・逆紹介の窓口だけでなく、地域の医療資源を有機的につなぎ、包括的な医療体制の構築を推進する存在である。入院医療だけでなく在宅や介護施設とのシームレスな連携が必要で、急性期・回復期・慢性期といったステージに応じて患者を適切な施設へ適時につなぐコーディネート機能も不可欠となる。

まず、地域連携部門はかかりつけ医や他の医療機関、介護事業所との情報交換や紹介ルートの整備を通じ、「患者が最適なタイミングで最適な医療を受けられる」仕組みづくりを担う。どの紹介元が自院にとって大切な顧客なのかを分析し、それら紹介元からの患者を他院に奪われないよう施策を検討する。特に急性期病院では、開業医や介護施設、在宅医療事業者などから紹介患者を受け入れる立場にあり、紹介実績や患者の転帰を紹介元と共有し、きめ細かくフィードバックすることで、紹介元との信頼関係や協業体制を深められる。結果、安定的な患者紹介が期待でき、新規入院患者の増加につながる。病床稼働の最適化のために、円滑かつ適正な退院支援も重要となる。つまり、地域連携部門は、紹介患者のデータや入退院情報、在宅医療の利用状況など、様々な情報を収集する立場にある。こうしたデータをCRM（Customer Relationship Management）視点で一元管理し、必要に応じて関連部署と共有することで、病院全体の意思決定や経営戦略に生かすことが可能となる。

同時に、地域連携部門は広報部門と連携し、情報発信の核としても重要な役割を担う。自院の強みや新設した診療科などを的確に関係各所に周知することで連携・協働関係を強化できる。特に、連携関係者の集まりなどで顔の見える関係を築くことは、患者の紹介・逆紹介における摩擦やトラブルを減らすことに大きく寄与する。

地域連携部門は、地域全体で医療・介護を担う「地域包括ケア」時代において重要な役割を果たす。医療経営でも重要な部門であるため、194ページで詳細に解説する。

以上のように、医療経営におけるマーケティング組織は、広報部門と地域連携部門が代表格である。マーケティングが重要な医療経営戦略の一翼を担う時代になりつつあるため、そこを管轄する2部門への経営資源の適正配分は企業戦略上も重要である。

20 STP分析①
「セグメンテーション」と「ターゲティング」

┃ POINT
- 患者層を特徴やニーズ別に区切ってグループ化、求められるサービスを的確に把握
- 特に力を入れて取り組むべき層を選定し、経営資源 (ヒト・モノ・カネ) を重点投下
- 自院の強みや経営理念との整合性の検討、競合分析も行ってターゲティング

「STP分析」とは、Segmentation (セグメンテーション)、Targeting (ターゲティング)、Positioning (ポジショニング) という3つの視点でマーケティング戦略を策定する手法で、フィリップ・コトラーが提唱したフレームワークの1つである。「セグメンテーション」で市場の全体像を把握して細分化し、「ターゲティング」でその中から狙うべき市場を定め、「ポジショニング」で競合他社との位置関係を決める流れとなる。ここでは、「セグメンテーション」と「ターゲティング」を深堀りしておく。

医療経営における「セグメンテーション」と「ターゲティング」は、地域や患者の多様なニーズを的確に捉え、限られたリソースを効率的に活用するために重要なステップである。医療の高度化・専門化が進む一方、地域包括ケアシステム下では医療機関への期待も高まり、全てのニーズへの対応は困難となっている。すべきこと・すべきでないことを明確にし、対象患者をフォーカスし、経営資源を効率的に配分することが求められ、そのために「セグメンテーション」と「ターゲティング」で市場を考える。

┃ セグメンテーション

まず、医療経営におけるマーケティングの「セグメンテーション」とは、地域内の患者層 (= "市場") を特徴やニーズ別に区切ってグループ化することを指す。全ての患者に同じサービスやアプローチを行うのではなく、「高齢者が多い地域か」「働く世代が多い地域か」など、様々な切り口で患者層を分類し、求められる医療サービスをより的確に届けようとする考え方である。例えば、ある病院が人口構成を調査した結果、「高齢者がかなり多い地域」に位置していると分かったとする。同じ「高齢者」でも、要介護度が高い人と比較的自立した人とでは必要なサービスが異なる。要介護度が高い人は介護施設との連携や在宅訪問診療の整備が必要になる一方、自立した人には予防医療や健康維持のための外来プログラムを用意するなど、より細分化した対応を考えることができる。このような市場の細分化で、自院が力を入れるべき診療科やサービスが明確になり、限られたリソースを効果的に配分できるようになる。

一般的にセグメンテーションでは、「軸」で考える。人間ドックの開設を検討する病院が今後の顧客層を考える際のセグメンテーション例を下図に示す。横軸は住民・

患者層を年齢が「高い」（高齢）、「低い」（若年）で、縦軸は所得が「高い」「低い」で分類する。A～Dの4つのセグメントができ、「高所得・高年齢の住民」(B)を狙うか、「低所得・若年の住民」(C)を狙うか、などとサービスを展開する層を絞り込める。

軸は色々な組み合わせやパターンで考えられる。「男性・女性」「健康知識が高い・低い」「移動手段がある・ない」「外来受診歴がある・ない」「病院から近い・遠い」など、それぞれの組み合わせで患者や住民をセグメンテーションしていくのである。

ターゲティング

セグメンテーションでグループ化した潜在患者の中から、特に注力すべき層を選定し、そこに経営資源（ヒト・モノ・カネ）を重点的に投下する戦略的プロセスを「ターゲティング」と呼ぶ。専門領域を深めたり特定の層に特化したサービスを展開したりすることで、医療機関としての独自性や競争優位を確立することを目指す。

医療機関の人的資源、設備、予算には限りがある。例えば、複数の診療科をまんべんなく強化しようとしても投資コストが膨大になり、どの科も中途半端なレベルに終わる可能性がある。一方、ターゲットを明確に定めると、その分野に絞った医療を整備しやすくなり、医療の質向上と同時に患者満足度や病院の知名度を効率的に高められる。同時に、ターゲティングを行うと、自院が地域医療の提供体制のどの部分を担うべきかが明確になる。例えば、高齢者に特化した循環器系の急性期医療をターゲットとするならば、回復期や在宅医療を担う他施設との連携の仕方も見えやすくなる。

セグメンテーション後にターゲットを決める上で大切なのは、自院の強みや経営理念との整合性である。例えば、「高齢者医療の質向上」を理念とし、高齢者向けリハビリテーションに優れたスタッフと実績があるにもかかわらず、周産期をターゲットにするのはナンセンスである。ただ、1つのターゲットに過剰に集中し過ぎると、地域の人口構造が変化したり、政策の方向性が変わった際に対応が難しくなる。将来のシナリオを想定し、柔軟性を持った視点も重要である。また、同じターゲット層を近隣の医療機関が強化している場合、既に地域内の医療ニーズが飽和状態となっていることもある。よって、ターゲティングをする際には、競合分析を怠ってはならない。

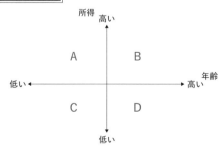

セグメンテーションの例

21 STP分析② 「ポジショニング」

POINT
- 患者に選ばれるために地域内での自院の明確なポジショニングを打ち出す取り組み
- これまでの診療実績や人員体制などを確認し、どこで勝負するかを見極める
- STP分析は競合他院との差別化を図る上で極めて重要なステップ

「STP分析」のPositioning（ポジショニング）は、「セグメンテーション」と「ターゲティング」で狙うべき市場を定めた後に取り組むステップである。地域内に数ある医療機関の中で自院がどのような役割や特徴を持ち、患者や地域社会からどのように選ばれるかを明確に打ち出す一連の取り組みを指す。近隣に同規模・同機能の医療機関が複数存在する場合、患者の獲得競争が激化する傾向にある。そこで地域内での明確なポジショニングを打ち出すことにより、「この分野ならあそこ」と認知されやすくなり、地域住民からの信頼と選択を得やすくなる。

ポジショニングを考える際、自院のこれまでの診療実績、医師の専門性、看護師やリハビリスタッフの数・スキル、先進医療機器などを確認し、自院がどこで勝負しやすいかを見極める必要がある。下記にポジショニングの例を挙げる。

● 産科・小児科に注力した郊外病院
若い世帯が増え続けるベッドタウンに立地する病院。産科と小児科を強化し、出産から育児まで手厚く支援するポジショニング。キッズスペースや母乳外来、産後ケアプログラム、ホテルとの食事提携などを実施。見舞客の対応のためにも十分な駐車場を確保し、外部カメラマンとの提携で出産後の家族写真サービスを用意。

● 回復期・リハビリテーションに特化した中規模病院
高齢化率が高い地域で、近隣に大規模なA急性期病院がある病院。自院は手術後の回復期や在宅復帰支援にフォーカスするポジショニング。専用リハビリ病棟を拡充、コミュニケーション能力の高いリハビリ職を育成、ゴルフやゲートボールなどの再開に向けた特別プログラムを用意。A急性期病院とは連携協定を結び、独自のリハビリクリニカルパスを運用。

このように、STP分析は、Segmenting（セグメントの細分化）、Targeting（ターゲット選定）、Positioning（ポジショニング）というシンプルな3ステップから構成され、医療機関がどの患者層に注力し、どんな強みで認知されるべきかを明確化するための思考整理のツールである。環境変化が激しい状況で、定期的にSTP分析を活用するこ

とは、地域のニーズに合った医療サービスを効率的に提供し、競合他院との差別化を図る上で極めて重要なステップである。STP分析の3ステップを具体例で見てみる。

　舞台はA総合病院である。まずSegmentingでは、外来患者や救急搬送で来院する患者、リハビリを必要とする慢性疾患患者、出産を控える産科患者、がん疾患や生活習慣病を有する患者など、利用目的や年齢層、疾患特性などで候補となる患者層を複数のグループに分類する。次にTargetingでは、地域に高齢者が増えているという人口動態や、近隣にがんに特化した急性期病院、専門性の高い産科クリニックがあるといった状況を踏まえ、「慢性疾患の高齢者向けリハビリを必要とする層」に重点を置くことを決定する。また、同時に周産期医療やがん診療は専門医療機関に任せるなど、自院のリソースと競合状況を考慮して自院で「する」「しない」を決定することも同時に行う。最後のPositioningでは、自院が「地域の高齢者を包括的に支えるリハビリ拠点」として認知されることを目指し、院内のバリアフリー化やスタッフの専門教育、在宅復帰支援の充実などの施策を検討して実行する。さらに、高齢者にフォーカスした地域包括ケアシステムを意識して、関係施設との連携を強化し、退院後もスムーズに在宅や介護施設で生活できるよう支援していく。この流れを進めることで、「高齢者の生活の質の向上を重視する病院」というイメージを確立する。

　実際の病院経営の現場では、経営層が「ポジショニングを〇〇から△△に変更する」と決定したとしても、医療現場が従来の業務のやり方や既存サービス内容に固執していると、スムーズなポジショニング変更が困難になることがある。「なぜ自院はそのポジショニングを目指すのか？」と職員にしっかりと繰り返し説明する必要があり、経営目標を職員間で共有し、新しいポジショニングを担うための人材育成を意識し、追加研修やジョブローテーションなどを計画する必要があることは言うまでもない。患者や地域住民、紹介元医療機関や介護施設に対して、自院の特徴がはっきり伝わるほど自院が選ばれる可能性が高まっていく。そのためには、STP分析のフレームワークを基盤にして、外部環境の変化を注視しつつ、自院の強みや地域ニーズとしっかり向き合い、継続的にポジショニングを見直していくことが重要となる。

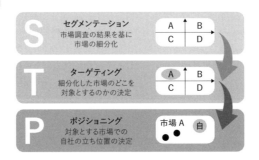

下のケースの登場人物になったつもりで、本書で解説した知識やフレームワークなどを活用して課題の分析等を行ってみてください。事例を通じて様々な視点から問題を眺めることで、経営的統合力が身につくことを期待できます。

Case ┃ ヒマワリ病院

　A市は人口約20万人、高齢化率が38%と全国平均を上回る。住民の所得水準は県内では比較的高く、周辺市町村との交通網も発達しているため、人の往来が活発である。このA市に位置する、ヒマワリ病院は350床の総合病院で、急性期医療を提供している。循環器の診療実績に定評があり、心臓カテーテル治療などの高度医療を得意としている。しかし、周囲には同規模の急性期病院が密集しており、地域内での競合が激化している。競合病院は以下の通りである。

・なでしこ病院：消化器系に強みを持ち、がん診療に力を入れている
・コウセンカ病院：高齢者医療に強く、介護施設を併設している
・サクラ病院：循環器と整形外科の診療実績が高く、救急車受け入れ台数が地域1位

　ヒマワリ病院の経営企画室職員である、山本氏はSTP分析の手法を用いて、自院の置かれた環境を深掘りすることを試みている。山本氏はまず、A市と周辺地域の人口動態・医療ニーズを踏まえ、患者層を以下のように大まかにセグメント化してみた。

┃救急搬送が必要な急性期患者層
・心筋梗塞や脳卒中、外傷など、突発的な疾患や事故で救急搬送される患者
・病院選択時に「迅速性」「高度な医療技術」「救命率の高さ」が重視される

┃循環器疾患の慢性期・再発防止を目的とする患者層
・狭心症や心不全などで継続的な管理が必要な人々
・退院後もリハビリテーションや定期受診が求められるため、地域内かかりつけ医との連携が重要

┃周辺地域を含む高齢者層
・A市の高齢化率38%という背景から、慢性疾患の合併や複雑な病態を持つ高齢者が多数存在
・介護施設や在宅ケアとの連携を意識した医療サービスが必要

一定の所得水準を持つ住民層

・健康意識が高く、人間ドックや先進医療への関心が強い
・サービスレベルや快適性を重視し、病院の設備や接遇にも期待が大きい

　続いて山本氏は、地域競合の状況とヒマワリ病院が持つリソースを踏まえたターゲット層を選ぶこととした。競合病院の特徴を見ると、なでしこ病院は消化器・がん、コウセンカ病院は高齢者医療、サクラ病院は循環器と整形外科に強みを持ち、救急搬送数でも優位に立っている。これらを鑑みて、ヒマワリ病院としては、以下の2つのターゲットに注力するパターンを考えた。

A) 循環器疾患の急性期から慢性期まで一貫して診る患者層
・もともと循環器に定評があるため、心臓血管外科や心臓カテーテル治療の充実などを前面に打ち出す
・救急搬送体制のさらなる整備や24時間対応可能な専門チームを強化し、サクラ病院との差別化を図る
・退院後の生活指導やリハビリフォローにも力を入れ、循環器領域の"トータルケア"を提供する

B) 高齢者の循環器合併症や他疾患に対応する包括的医療ニーズ
・高齢化率が高いため、循環器疾患と同時に起こりやすい糖尿病や呼吸器疾患などへの多角的アプローチを強化する
・地域包括ケアシステムの一環として、在宅や介護施設、デイケアとの連携を進めることで、コウセンカ病院との差別化を狙う

　山本氏はここまで進んだが、その後の「ポジショニング」について悩み始めた。どのように自院をポジショニングすればよいのだろうか？

▶設問

セグメンテーションとターゲティングを終えたひまわり病院のSTP分析において、この後の「ポジショニング」を考えてください。

22 購買決定プロセス

POINT
- 「AIDMA理論」で患者が医療機関を選ぶプロセスを整理、自院の不足する点を明確に
- 患者の「Attention → Interest → Desire → Memory → Action」の心理プロセスを知る
- 適切なマーケティングやブランディングにつながることが期待

　消費者の購買決定プロセスを考える上で、古典的かつ代表的なフレームワークとして「AIDMA理論」がある。AIDMAとは、Attention（注意）→Interest（興味）→Desire（欲求）→Memory（記憶）→Action（行動）の頭文字をとったもので、消費者が商品やサービスを購入するまでの心理プロセスを示している。

AIDMA理論の概要

- **Attention（注意）**：消費者が何らかの広告や口コミ、メディア情報などを通じて、商品やサービスの存在に気づく段階。企業は広告宣伝や広報活動、SNS（交流サイト）での情報発信などを駆使し、存在を知らしめて消費者の注意を引く工夫を行う。
- **Interest（興味）**：注意を引くことに成功すると、「具体的に知りたい」「どんな特徴があるのか気になる」という興味が生まれる。消費者はホームページを検索したり、知人に評判を尋ねたり、店舗（もしくは公式サイト）を訪れてより詳細な情報を集め始める。
- **Desire（欲求）**：興味が高まると、「この商品・サービスを実際に使ってみたい」「購入したい」といった欲求へと発展する段階に入る。ここで他社の商品・サービスとは異なる明確な価値や魅力を打ち出すことで、消費者の欲求をさらに強化する。
- **Memory（記憶）**：欲求を感じた消費者は、その情報を記憶に残し、必要に応じて思い出すようになる。実際の購買行動にすぐ移らない場合でも、ポジティブな印象が記憶されることで、後日再び検討リストに上がる可能性が高まる。
- **Action（行動）**：最終的に消費者が商品を購入する（サービスを利用する）段階である。購買行動だけでなく、それに関連する周囲への口コミ・評価投稿も含まれる。購買後の満足度が高いほどリピート購入やポジティブな評価を得られやすくなる。

　医療機関の場合、一般的な消費財と異なり公益的な性格や命・健康に関わる側面が強いため、購買者（患者）の意思決定には複雑な部分がある。しかしながら、患者が医療機関を選ぶプロセスにも、AIDMAの流れは少なからず当てはまる。昨今、医療機関が競争環境に置かれている以上、AIDMA的視点で患者の行動を理解し、適切なマーケティングやブランディングを行うことは医療経営に有用であろう。

病院経営への応用

- **Attention（注意）**：患者が「どの病院に行こうか」と考える場合、まずはその病院を知っているかが重要となる。医療機関リストやインターネット検索、SNSなどで病院の情報に"引っかかる"ことが初期接点となる。施策例として、ホームページの作成・改善、SNSの活用、駅などへの看板設置、地域ニュースへの露出などがある。
- **Interest（興味）**：注意を引いた後は、「この病院はどんな診療科や強みを持つのか」「どんな医療スタッフがいるのか」といった情報の提供が重要となる。取り得るべき施策例として、ホームページで医師の経歴や専門分野を分かりやすく提示し、外来スケジュール、医療機器の特徴、待ち時間情報などを公開。または、オンライン相談（チャットボットなど）を導入し、患者の疑問に答えられる仕組みを整える。
- **Desire（欲求）**：患者が「この病院なら診てもらいたい」「安心して任せられそうだ」と感じるポイントを打ち出し、他院との差別化を図る。取り得るべき施策例として、専門外来の充実、患者サポートセンターの設置、医師・看護師との対話を重視した接遇、アメニティーの充実など、ターゲットに応じた差別化施策を考える。
- **Memory（記憶）**：すぐに受診が必要ではない健康な時期においても、「もし体調が悪くなったら、あの病院に行こう」と思い出してもらえるようにしておく。取り得るべき施策例として、健康セミナーの開催、地域のイベント参加の継続的な実施、SNSやメールマガジンでの健康情報の定期発信などがある。
- **Action（行動）**：最終的に患者が「受診」に至るには、予約のしやすさや院内オペレーションのスムーズさが大切となる。取り得るべき施策例として、オンライン予約システムの導入、各診療科の待ち時間表示、公共交通アクセスの情報整備など。

医療経営でもAIDMA理論を活用することで、患者の心理プロセスを整理しやすくなり、自院に足りていない点やすべき点が明確になり、効率的に集患対策を考えられる。地域連携業務にもAIDMA理論を応用することができる。連携先に対して、AIDMAのどの状況なのかを知るだけでも次にとるアクションが明確になってくる。

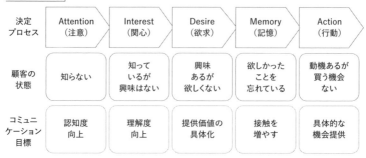

23 広告・広報戦略

POINT
- 自身のサービスやブランド価値を患者に伝え、具体的行動を喚起する取り組み
- 医療機関は広告に関する規制があり、一般企業とは異なる点に注意
- ホームページやSNSを活用して患者に役立つ情報を発信する例が増加

　広告・広報戦略とは、自社の商品・サービス、ブランド価値をターゲットの顧客層に伝え、購買・利用などを喚起するために行う総合的な取り組みである。広告・広報戦略を策定・実行する際には、自社のビジネス目標やマーケティング方針に即したメッセージをどの媒体（マスメディア、ホームページ、SNS［交流サイト］、イベントなど）で、どんな内容を、どのように伝えるかを検討する。一般的に、広告は商品やサービスを消費者に直接アピールするための有料のプロモーション活動で、テレビ、新聞、インターネットなど多様な媒体を使い、短期的な収益向上を目指す。一方、広報はニュースリリースやイベント開催を通じて無料で情報を提供する活動で、企業や組織が社会との良好な関係の構築を目指し、その結果として収益向上につながる。

　医療経営における広告・広報戦略を考える際には、一般企業と異なる点が多いことに注意が必要である。まず、医療広告に関する規制（医療法や関係法令・通知）を理解することが不可欠になる。広告媒体や内容に制限があるため、他業種のように自由度の高いプロモーションは難しい。医療法により、医療機関が広告できる情報には一定の制限があり、「治療効果を誇大にうたう表現」や「比較広告（競合医療機関より優れていると直接表現するもの）」などは禁じられている。また、医療広告ガイドライン（厚生労働省）では、広告可能な事項やNG事例が提示されている。例えば、「世界で一番の手術成績」「絶対治る」などの文言は誇大広告に該当しやすく、違反となる恐れがある。広告可能とされる項目としては下記が代表例である。
- 診療科目、診療時間、所在地、連絡先などの「基本情報」
- 医療機関の保有する「医療機器」や「スタッフの資格」（認定医・専門医など）
- 保険適用外の自由診療（美容医療・先進医療など）についての料金表示や施術内容（ただし誇大表現は不可）

　最近は、医療機関からの情報発信ではホームページやSNSの活用範囲が広がっている。医療広告ガイドラインの範囲内で、医師の専門資格（例：日本循環器学会専門医など）を明示して自院の特徴を伝えたり、「CT・MRIの保有」「内視鏡室の設備」などの写真を示し、受診者が安心できる情報を提供する例が目立つ。また、健康に関するコ

ラムやQ&Aを掲載し、受診者に役立つ情報を発信する病院も増えている。「〇〇が必ず治る」といった直接的な表現は禁じられるが、「生活習慣病の予防法」「腰痛の対処法」など一般的なヘルスケア情報や健康知識の提供は問題ない。さらに、YouTubeなどの動画を駆使し、医師のインタビュー動画や院内設備の紹介動画などをアップして、「患者が安心して受診できる環境」をビジュアルでアピールするのも一手だ。院内での広告としては、電子掲示板を待合室に設置し、リハビリテーションの様子や先進医療機器の紹介、健康啓発動画を流すことで、受診者への追加情報提供を図ることも有益である。病院における広告戦略は、他業界に比べ規制が多い半面、公益性が高い医療サービスの特質ゆえ、正確かつ誠実な情報発信が求められる。

　また、対価を払って広告を出すこととは異なるが、「取材記事としてメディアに取り上げてもらう」ことは広報戦略として重要である。地元メディアなどで自院が取り上げられることは、第三者であるがゆえ信頼性が高く、インパクトが大きく、集患にプラスとなる。住民でもある自院の職員にとっても地元で職場が取り上げられることは誇りとなる。これらのメリットを享受するために、医療機関側から報道価値のある情報や独自の魅力を効果的にメディアに伝える必要がある。一般的には「プレスリリース」を打つことが多い。その際には、下記の点を意識するとより効果的である。

- **独自性のある診療内容・先進的な取り組み**
  最先端の医療機器を導入して地域で唯一の治療を可能にしている、地域内で特定領域の専門外来を初めて新設したなど、「〇〇初」はメディアの目にとまりやすい。

- **時事トピックとの関連づけ**
  季節性（花粉症やインフルエンザのシーズンに合わせた内容）、話題の感染症、ACP（Advance Care Planning）など、社会的に注目度の高いテーマに合致した自院挙げての取り組みがあれば強調する。

- **ヒューマンストーリーの発掘**
  病院職員や患者のストーリーに焦点を当てる。メディア側は"人"を取り上げたいケースが多いので、ドラマやストーリー性があると取材につながりやすくなる。ただし、患者や職員の個人情報につながるのでそれらへの配慮は不可欠である。

- **プレスリリースの文言**
  「地域初の〇〇を導入」「年間〇万人の患者を支える△△外来を新設」など、興味を引くフレーズが効果的である。その際、医療用語や専門用語はできるだけかみ砕き、一般の人にも伝わりやすい言葉を選ぶことを心掛ける。また、導入した医療機器での治療実績、過去のイベント来場者数、学会発表などの数字やエビデンスを添えると、記事としての信頼性が向上し取り上げたくなるはずだ。

　ただし、宣伝色を出し過ぎない配慮も必要である。「取材記事にしてほしい」という意図が露骨だと、メディアは警戒感を抱くことが多い。「読者に役立つ情報を届ける」「医療の最新動向を伝える」視点を意識し、取り組みを示すことが重要である。

24 ブランディング

POINT
- 自院の理念やサービスを独自のものとして認識してもらい、支持者を増やす活動
- インナーブランディング（組織内）とアウターブランディング（組織外）に分かれる
- 基礎のインナーブランディングを強化し、アウターブランディングの充実につなげる

　ブランディングとは、自社（あるいは自組織）が提供する商品・サービスや企業理念などを通じて「どんな価値を社会に伝えたいか」を明確化し、組織内外に訴求して支持者を増やす活動のことである。支持者が増えることで、収益の増加、リピート率の上昇、口コミの増加といった経営的なプラス効果が期待される。医療経営の領域でもブランディングは応用が利く。一般的に、ブランディングは大きく「インナーブランディング（組織内向け）」と「アウターブランディング（組織外向け）」に分けられる。

インナーブランディング

　インナーブランディングは、職員など「組織内部」を対象とした活動を指す。自院の医療サービスに込められた理念やビジョンを全職員が理解し、業務を通じて体現することで、患者に対してブレのない価値を提供できるようになる。また、職員が自院のことを知り、プラスの感情を持つことで、組織としての結束力や忠誠心の向上につながる。インナーブランディングが高まると、経営的には下記の効果が考えられる。

- **離職率の低減**：組織への愛着や忠誠心が高い職員は、そうでない職員と比べて離職しにくい。優秀な人材の流出を防ぎ、採用や教育にかかるコストを抑えられる。
- **生産性・業務効率の向上**：組織にポジティブな感情を持つ職員は、業務において「自分ごと」として積極的に取り組む傾向が強くなり、生産性が高まる。
- **知人紹介の増加**：人材採用において、職員が自院のことを好いている場合、自信をもって紹介できるためリファラル紹介（知人紹介）が進みやすい。
- **組織文化の強化と一体感の醸成**：共通価値観をベースにした組織内コミュニケーションが円滑になる。結果、組織が一体感を持ち目標に向かって行動しやすくなる。

　インナーブランディングは一朝一夕ではなかなか高まらないため、下記のような取り組みを定期的かつ継続的に進めることが効果的である。

- 経営理念・ミッションの共有：院長や経営陣から理念やビジョンを定期的に発信し、病院職員全員がその意義を理解できるようにする。
- 研修やワークショップの開催：自院のコンセプトや行動指針をワークショップなどで具体化し、日々の行動に落とし込む。

・院内コミュニケーションの活性化：院内報やイントラネットを活用し、各部署の取り組みや成功事例を共有することで、職員が自院に興味・関心を持つようになる。

アウターブランディング

　アウターブランディングは、患者・地域・取引先・連携先など院外のステークホルダーに向けたブランディング活動全般を指す。広報・広告、SNS（交流サイト）、イベントなどを通じて自院ブランドの存在意義や世界観を発信して、自院のファンを増やしていく。以下のような施策が考えられる。

- ホームページやSNSを活用した情報発信：診療科目の特徴、医師や看護師の専門性、予防医療の知識などを定期的に更新し、自院の強みを分かりやすく伝える。
- 学会活動：取り組む医療の質や症例数が優れていることを学会発表や講演活動を通じて実施し、質の高い医療を提供しているエビデンスを固めていく。
- 地域向けイベントや健康セミナーの開催：公開講座や見学会などを行い、住民が医療体験や職員と交流できる機会を提供することで、親近感と信頼を醸成する。
- メディアとの連携強化：プレスリリース、テレビへの出演などで知名度を高める。
- 口コミ促進と患者満足度の向上：丁寧な患者対応や受診後のフォローアップで満足度を高める。SNSなどでの好評価が広がることで、ブランドイメージが向上する。

　アウターブランディングは、情報発信の接点を複数持ち、発信内容を受け手に分かりやすいように創意工夫することで、多くのファンを作ることにつながっていく。

　インナーブランディングとアウターブランディングは、一方だけでは成果を高めにくい。前提として、組織内で練り上げたインナーブランディングの核が、外部への一貫したメッセージとして伝わることが重要となる。ブランディングは二層構造であり、基礎はインナーブランディングである。ホームページ等では立派に自院のことを語っているが、職員が自院のことをポジティブに考えないと、離職による業務の質の低下、主体性や責任感を欠いた業務から起こる事故などが起き、また、外部へ情報発信する際に思いや気持ちがこもらず、"絵に描いた餅"になる。絵に描いた餅を信じて受診した患者は、「思っていた医療サービスと違う」と感じ、信頼の低下につながる。この流れを避けるためにも、まずはインナーブランディングの強化が鉄則である。

ブランディングの二層構造

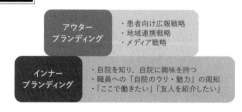

25 価格決定

POINT
- 医療経営では公定価格の診療報酬収入が中心だが、保険外事業で重要な視点に
- 「コスト構造」「競合状況」「提供価値」の3つを総合的に検討して価格決定
- 一度決めたら終わりではなく、環境変化や顧客の反応を見ながら柔軟に修正

　企業経営において、価格決定（値決め）は収益に大きな影響を及ぼす重要な要素である。利幅を少なくして大量に売るか、少量売却でも利幅を多く取るか、価格設定に絶対解はない。適切な価格を設定できれば顧客満足と収益確保が実現し、安定経営につながる。「値決めは経営」と言われるほど、価格決定は重要な意思決定の1つである。

　ただ、医療経営では価格決定は一般企業ほどの重みはないとも言える。日本の公的医療保険制度下（保険診療）では、診察や検査、処置など保険が適用される医療行為は、国が定める診療報酬により一律に価格が決まっており、医療機関が自由に金額を設定することはできない。しかし、「差額ベッド代（個室料金）」や「健康診断・予防接種」「自由診療」といった保険適用外の項目については、医療機関が独自に価格を設定できる。診療報酬改定が右肩上がりの時代ではなくなり、保険診療収益が厳しい経営環境では、別の柱である保険外収益の存在は無視できなくなってきている。従って、医療経営における保険外収益を考える際、価格決定は重要な視点となるはずである。

　一般的に価格決定は、「コスト構造」「競合状況」「提供価値」の3つを総合的に検討することが基本となる。代表的な考え方は下記となる。

コスト志向型（原価積み上げ方式）
　原価（材料費や人件費など）に一定の利益率を上乗せして価格を決定する方法
- 長所：企業側としては、損失を回避しやすく安定した利益が見込める
- 短所：市場や顧客の需要・価値評価を十分に反映していないため、競合との価格競争に巻き込まれたり、顧客ニーズに合わない可能性がある

例えば、人間ドックの価格を設定する場合、最初に人件費や検査機器の減価償却費、血液検査や放射線検査などの外部委託費用、食事や休憩室などにかかるアメニティーコストなどを算出する。仮に総コストが1人当たり2万円程度と判明したら、必要な利益率を上乗せして「最低限このくらいの価格以上にはしないと赤字になる」「適正な利益を得るためにはこのくらいの価格が妥当」とラインを定める。

競合志向型 (市場価格重視)

同業他社や類似サービスの市場価格を参考に、商品・サービスの価格を決める方法
- **長所**:顧客から見た比較対象が明確であり、市場平均から大きく乖離しない
- **短所**:競合の価格戦略に左右されやすく、差別化や独自性のある価格設定が難しくなる。また、大手が近隣に存在する場合はそれに引っ張られる可能性が高い

近隣の医療機関が提供する人間ドックの内容と料金を調査した結果、標準的な料金が3万円前後で、自院が最新MRIやCTなどの高度検査を含むコースを設定すれば「差別化要素」として高めの価格設定も可能かもしれない。一方で、サービス内容が他院と大きく変わらないのに値段だけ高いと、顧客から選ばれない可能性が高まる。

価値志向型 (バリューベースド・プライシング)

顧客が感じる価値 (ブランド力、付帯サービスなど) を基準に価格を決定する方法
- **長所**:顧客にとってのメリットを最大限に反映できるため、付加価値の高さをアピールしやすく、価格に対する納得感が得られやすい
- **短所**:顧客が求める価値を的確に把握し、どの程度の価格を許容できるかを見極めるための精度の高いマーケティング調査が必要となり、難易度が高い

人間ドックの場合、「他院にはないオプション」「ラグジュアリーな設備とレベルの高い接遇」があると付加価値として捉えられる可能性が高まる。例えば、遺伝子検査オプションなどを追加料金1万円で選択可能といった付加サービスがあると、そこに価値を見いだす顧客からすると支払うケースもある。

ダイナミック・プライシング

需要状況や在庫状況、顧客の属性・利用状況などに応じて、リアルタイムで価格を変更する方法。航空券やホテルの宿泊料金、EC (電子商取引) サイトでのセールなどに採用されることが多いが、医療機関ではめったにない
- **長所**:需要が高まる時期には高めの価格設定ができ、需要が弱まる時期には値下げして在庫回転を促進するなど、最適な収益を目指しやすい
- **短所**:価格変動が多いと顧客が混乱したり不満を抱くリスクもあるため、透明性や仕組みの理解を得る施策が必要

価格決定は、コストを反映しつつ、顧客が求める価値を正確に把握し、競合状況や市場動向を踏まえ、最適な手法 (コスト志向・競合志向・価値志向・ダイナミック・プライシングなど) を組み合わせる。また一度決めたら終わりではなく、環境変化や顧客の反応を見ながら柔軟に修正し続け、マーケティングの視点を持ち、適正価格を常時意識することが重要である。医療保険外の事業を考える際の参考にされたい。

26 BtoBマーケティング

POINT
- 医療経営では紹介元・紹介先医療機関や介護施設、行政などが取引対象に
- 地域連携活動のほか、企業向け健康診断・産業医サービスの提供なども視野に
- 安定した患者・受診者数の確保や研究開発の機会の獲得につながるメリット

マーケティングには、2つの視点がある。「BtoBマーケティング」と「BtoCマーケティング」である。BtoBは「Business to Business」の略で、企業と企業が取引する法人ビジネスを指す。対してBtoCは「Business to Customer」の略で、企業が消費者と取引するビジネスを意味する。

違いは、ビジネス・取引を行う相手が異なることである。BtoBでは、購買プロセスや意思決定に複数の担当者や管理職などが関わる場合が多いため、価格交渉や納期、品質などを重視する合理的な判断がなされやすく、購買金額も高額になる傾向がある。一方、BtoCマーケティングは個人を対象とするため、感性やブランドイメージが購買行動を左右する度合いが強く、広告やキャンペーン、SNS（交流サイト）などを通じた認知度向上が効果的である。また、BtoBでは購入までの意思決定プロセスが複雑で時間がかかるのに対し、BtoCでは比較的短期間での購買が多い点も大きな違いである。

医療経営では、対患者のビジネスが基本であるため、BtoCマーケティングが主となる。ただし、医療機関の顧客は患者だけではない。紹介元・紹介先の医療機関や介護施設、行政、患者団体、共同研究企業、保険者なども重要な顧客である。直接的に医業収益につながるものもあれば、間接的につながるものもある。対患者向けのBtoCマーケティングに力を入れることは医療経営として当然であるが、地域内で医療を展開していく際にはBtoBマーケティングも無視はできない。具体的には以下のような例が挙げられる。

● 他の医療機関・介護施設との連携強化
地域内の病院やクリニック、介護施設、居宅サービス事業者などと強固なネットワークを構築し、患者のスムーズな転院・在宅復帰をサポートする体制を整える必要がある。そのために、連携する相手側がどんな特徴のある機能を有し、どのような患者層を求めているのかを把握することが重要となる。適切な時期に、適切な患者を送り・送られる関係性を構築しておくことで、自院の病床稼働率や平均在院日

数などの適正化につながっていく。ある意味、地域連携活動はBtoBマーケティングの典型である。

● **企業向け健康診断・産業医サービスの提供**

健診や人間ドックなどは保険外収益の貴重な柱である。医療機関が企業と直接契約し、定期健診や産業医サービスを包括的に提供するような取り組みも各地で増えてきている。健診や人間ドックで異常を指摘された受診者が、精査することを目的として自院を受診することも期待できる。その結果、医療機関は患者の獲得を促進することにつながり、企業側は従業員に対して質の高い医療サポートを得られるメリットがある。

● **保険者・行政機関との提携**

特定保健指導やがん検診の推進など、健康増進を目的とした行政の施策や、協会けんぽや健康保険組合などのプログラムに積極的に参加することにより、広範囲の被保険者への認知度を向上させることが期待できる。また、保険者経由の定期健診や人間ドックの増加も見込める。

● **製薬会社・医療機器メーカーとの共同研究・共同開発**

医療機関側が臨床データや専門的な知見を提供し、製薬会社・医療機器メーカーと連携することで、創薬や新技術の開発支援、試験的導入を行う。これにより、最新の医療機器の導入や研究費の確保を期待できる。また、研究開発を通じて知識欲・創造欲の高い職員のモチベーション向上が期待でき、自院へのインナーブランディングにつながる。

このように医療経営におけるBtoBマーケティングは、企業や医療・福祉施設、行政機関などとの関係性を深めながら、安定した患者・受診者数や研究開発の機会を得ることを目指す。それぞれの法人や施設が抱える課題を認識し、自院の持つ強みや専門性を適切に相手側に提案することで、双方にとってメリットのある関係性や連携体制を築くことができる。

BtoB マーケティング」と「BtoC マーケティング」の違い

	BtoBマーケティング（企業向け）	BtoCマーケティング（消費者向け）
対象	企業（法人・団体）	一般消費者
購買プロセス	複雑・長期（検討・交渉が必要）	短期・シンプル（感情的な要素あり）
意思決定の基準	ROI（投資対効果）・コストパフォーマンス	価格・ブランド・デザイン・品質
マーケティング手法	営業・展示会・ウェビナー	広告・SNS・キャンペーン・口コミ
購買頻度・単価	低頻度・高単価（継続契約あり）	高頻度・低単価（単発購入が多い）
顧客との関係	長期的・パートナーシップ重視	短期的・リピート促進

27 レピュテーションマネジメント

POINT
- 自院の社会的評価を把握し、望ましいイメージを形成・維持する一連の活動のこと
- 自院の評判・不満を定期的にモニタリング、クレームには迅速かつ誠実な対応を
- ネガティブな口コミには真摯に対応、地域社会との積極的な交流で評判を維持

　レピュテーションマネジメントとは、「レピュテーション（reputation、評判・世評）」を「マネジメント（management、管理）」することであり、企業が社会的評価を把握し、望ましいイメージを形成・維持する一連の活動のことである。昨今、インターネットとモバイルデバイスの普及により、以前は主に情報の受け手であった消費者がSNS（交流サイト）や口コミサイトなどの利用によって情報の送り手にもなったことから、企業に対する評判は良くも悪くも瞬く間に広がるようになってきた。その流れの中で、ささいな噂やネガティブ投稿が企業活動に大きな影響を及ぼすため、レピュテーションマネジメントの重要性が高まっている。

　レピュテーションマネジメントは、社会から得られた情報を基に、問題の早期発見や迅速な対応によって企業リスクを最小限に抑え、信頼を回復・維持することに重きを置く。また、ステークホルダーとのコミュニケーションや透明性のある情報開示、社会貢献活動などを積極的に行うことで、社会からポジティブな評価を得ることも目指す。レピュテーションマネジメントは、マーケティングやリスクマネジメントとも密接に関連しており、組織が長期的に成長し、社会からの信頼を得る上で重要な戦略の1つと言える。

　医療は生命や健康に直結するサービスであり、一度でも重大な医療事故や不祥事がメディア等で報じられれば、報道やSNSなどを介して瞬く間に悪評が広がり、新規患者の受診減少に直結する。そのため、医療経営においてもレピュテーションマネジメントは極めて重要な分野となる。レピュテーションマネジメントを軽視すると、医療機関のブランド力低下のみならず、経営面にも甚大なリスクをもたらすことにつながりかねない。

　ある病院が医療安全対策に不備を指摘され、大規模な医療事故を引き起こしてしまったケースを想定する。そのニュースがテレビやインターネットで取り沙汰されると、地域住民や患者からの信頼を一気に失う可能性が出てくる。また、事故そのものだけでなく、病院側の説明責任や初動対応の遅れなどが大きく報道されてしまうと、「情報が不透明だ」「病院側に反省や改善の姿勢が見られない」といった印象を与え、

結果的に患者や取引先、行政など様々なステークホルダーとの関係が悪化することに至る。それらに嫌気がさした職員が離職することにもなりかねない。こうした負の連鎖を断ち切り、回復へと向かわせるためには、レピュテーションマネジメントが不可欠と言える。

医療経営におけるレピュテーションマネジメントのポイント

- まず定期的なモニタリングを実施し、SNSや口コミサイト、地域新聞などの情報源をチェックし、自院に対する評判や不満をいち早く把握する
- 患者や家族の声を適切に収集・分析し、潜在的な問題を早期に見つけ、早めに対策を打つ
- 実際にクレームが発生した場合には、事前に担当者を決めておき迅速かつ誠実な対応を行う
  - 誤解や感情的な対立を避けるために、医療スタッフや広報担当者が丁寧かつ透明性のある説明を行い、改善策や再発防止策を明確に示す
- 日ごろからポジティブな情報を地域に向けて発信する
  - 地域の健康増進イベントの開催や地域への健康チラシなどを通じて、「地域に開かれた医療機関」というイメージを醸成する

医療機関の口コミサイト上でのネガティブな口コミに対して

　昨今、多くの医療機関経営者を悩ませているのが、口コミサイトにおける匿名でのネガティブな口コミの書き込みである。こうしたネガティブな口コミは相手をなかなか特定できないという制約があるため、通常のクレーム対応とは異なるいくつかの配慮が必要である。

- 匿名投稿であっても、一貫して真摯な姿勢を保つことが重要である。投稿者本人だけでなく、そのやり取りを第三者が閲覧しており、医療機関としての対応力や信頼性が見られている。「貴重なご意見ありがとうございます。事実関係を調査し、必要に応じて改善を検討いたします」といった表明をすることで、投稿に真剣に向き合っていることを示せる。
- 返信する際は具体的な改善策や再発防止策を明示しつつ、投稿者に対して個別に連絡を取る方法を提示することも検討する。「詳細を伺い、より適切な対応をするために、もし差し支えなければ当院の相談窓口（メールアドレスや電話番号など）へ直接ご連絡いただけますと幸いです」といった文面を添えることで、匿名では伝わりきらない事情や背景を把握する機会をつくる。実際に連絡が来るかどうかは定かでないとしても、医療機関側が問題解決に前向きである姿勢を示すことが、第三者の印象形成にも寄与する。
- 投稿者が感情的な表現を用いていたり、明らかに事実誤認が疑われたりするケース

でも、対立的な言葉や批判的な表現で応じることは避けるべきである。なぜなら、匿名の相手に対して感情的に反論すると、さらに相手がエスカレートしてしまう可能性があるほか、当事者以外の傍観者から見ても医療機関側が感情的・不誠実だという印象を持たれるリスクがある。匿名投稿の内容に事実関係の誤解があると考えられる場合は、「当院としては〇〇〇〇の手順を踏んでおり、現時点ではこのように認識しておりますが、万が一不備がございましたら調査の上、改善を進めてまいります」といった形で、あくまで冷静かつ柔軟に受け止める姿勢を伝えることを忘れないようにする。

・口コミサイトの運営会社が定める利用規約を確認して、誹謗中傷や根拠なき風評被害に該当する可能性がある場合は、運営会社に相談する選択肢も検討する。もし明白に攻撃的・差別的な内容や虚偽情報であるならば、運営会社に対して削除依頼を行う。

・匿名でのネガティブな口コミから得られる情報も、医療機関側のサービスや組織体制を見直す上での貴重なヒントとなり得る。患者対応やスタッフ教育、院内コミュニケーションの見直しなど、改善余地がある部分を洗い出し、できる限り具体的なアクションを積み重ねることにより、将来的に悪い口コミを減らす取り組みにもつながる。

　医療経営におけるレピュテーションマネジメントは、患者や地域住民などのステークホルダーの信頼を獲得し、医療機関のブランド価値を向上させるために非常に重要な視点である。適切なモニタリングと迅速なレスポンス、口コミに対する真摯な対応、透明性のある情報公開、地域社会との積極的なコミュニケーションなどを継続的に行うことで、医療機関の評判を守るだけでなく、長期的な経営の安定と成長につながっていく。

第 5 章

会計・
ファイナンス

28 会計の目的と必要性

POINT
- 経済活動を記録・測定し、その結果をステークホルダーに報告する仕組み
- 医療経営者、職員、出資者・金融機関、行政・保険者など様々なステークホルダー
- 透明性の高い情報を提供し、円滑な経営判断や信頼関係の構築を支える基盤

　会計の歴史は古い。古代から交易活動や収支内容が記録されており、中世のイタリアでは複式簿記の技術が確立され、ルカ・パチョーリの『簿記論』がその基盤となったと言われている。産業革命以降、大規模資本の台頭と国際取引の増加に伴い、より信頼性の高い会計システムが求められ、国際的な会計基準や監査制度が整備されて現代に至る。会計とは、企業や組織が経済活動を記録・測定し、その結果をステークホルダーに報告する仕組みのことである。経営上の目的は、経営者が資源配分や投資判断を適切に行うために、現金の流れや損益状況、財務状態を正確に把握できるようにすることである。また、会計情報は株主や債権者、取引先などの外部関係者に対し、企業の健全性や将来性を示す指標として機能する。会計によって予算管理やコストコントロールなどの内部統制活動が円滑に行われ、組織が持続的に発展するための土台づくりにもつながる。会計は、組織の運営を客観的に把握し、利益や資金繰りを的確に管理する上で欠かせない経営基盤の1つと言える。

　医療機関も企業体の1つであるため、会計は必要である。医療経営における会計は、複数のステークホルダーに対して透明性の高い情報を提供し、円滑な経営判断や信頼関係の構築を支える基盤である。主なステークホルダーごとにその意味を見てみる。

医療経営者・理事会

　経営や理事会にとって会計情報は、医療機関の収益や費用、資金繰りなどを的確に把握するために不可欠である。急性期や回復期、外来や入院などの事業・部門ごとのコストや収入を数値化して分析することで、戦略的な資源配分が可能となる。設備投資や人員配置、医療機器導入の判断でも会計データが客観的な裏付けとなる。

職員

　医師や看護師をはじめとした職員は、日々の診療やケアを継続するには自院の経営基盤が安定していなければならない。給料や賞与は職員の最大関心事の1つであり、自院は給与が払えるだけの収益を確保できているのかと職員は考えている。また、物品購入や人材育成費用など自身の業務効率化や教育のための投資状況も職員の関心事

である。これらの様々な施策を検討・実行する際にも会計データが参考になる。

出資者・金融機関

　私立医療機関では出資者がいたり、設備資金や運転資金などを金融機関から借り入れている例が多い。出資者や金融機関は、貸付のリスクやリターンを評価するために財務諸表などの会計情報を基準とする。医療機関側は安定した収益構造や資金繰りを示すことで、追加融資の獲得や金利条件の優遇といったメリットを得やすくなる。

行政機関・保険者

　医療機関への補助金や診療報酬は、国や公的機関などにより決定・管理されることが多い。これらの機関は医療機関の経営状況や医療サービスの実績を確認し、適切な支援や指導を行う。正確で信頼性の高い会計情報は、行政や保険者の適切な意思決定の参考となる。

地域住民・患者

　会計情報に直接触れなくても、住民や患者にとって医療機関の安定経営は大きな関心事である。医療機関が収支バランスを健全に保ち、設備やスタッフを適切に整備し続けることは、地域の医療サービス水準を維持・向上する上でも欠かせない。

　なお医療法人は、地域医療の担い手として役割を果たすよう、自主的な運営基盤の強化、医療の質向上とともに、運営の透明性の確保を図ることが医療法に定められており、会計情報等を自治体に提出することとなっている。その情報は誰でも閲覧できる。これまでは各自治体の窓口で閲覧できたが、データベース化してインターネットで閲覧することも可能となってきている。具体的には下記の書類が閲覧可能である。

- **事業報告書**：名称、所在地、役員の情報、本来業務、付帯業務など医療法人の概要、事業の概要を確認できる書類
- **貸借対照表、損益計算書、財産目録**：収入、利益、財産債務など決算書の概略を確認できる書類
- **関係事業者との取引の状況に関する報告書**：MS法人（メディカルサービス法人）や親族など関係事業者と行った取引を確認できる書類
- **監事監査報告書**：事業報告書等が正しく示せていることを認める書類
　公立病院や私立病院（医療法人）は自院の運営の透明性を提示するために、自院・自法人のホームページなどで公表しているところも多い。

　以上より会計は、経営者の戦略的判断から金融機関の信頼獲得、地域社会への医療提供の安定化まで、多岐にわたる関係者との関係を支える枠組として重要である。

29 医療機関の管理職にとっての会計

POINT
- 部署単位の収益やコストを把握でき、予算管理や経費削減の取り組みが可能に
- 部門目標や成果の数値での提示で、医療の質向上や職員の意識改革にもつながる
- 「会計は意思決定に役立てるためのツール」と捉えて積極的な活用を

　医療機関の管理職は医療職出身の人が多く、会計に馴染みがなかったため、その必要性や重要性を明確に認識していない人も少なくない。実は、会計は組織運営と医療提供の両面で大きな意義を持ち、管理職層も理解しておいて損はない分野でもある。まず、部署単位の収益やコストの把握が可能になり、予算管理や経費削減の取り組みを検討できるようになる。これにより、医療サービスの質を維持しつつ、自部署の取るべき方向性や対策をより経営視点で捉えられるようになる。次に、会計データに基づいて経営層や他部署とのコミュニケーションを円滑化できる点がある。経営幹部への報告や提案の際に、費用対効果を示す客観的な根拠を提示しやすくなり、医療機関全体の方針に沿った提案が可能となる。そして、スタッフの意識改革やモチベーション向上にも役立つ。部門目標や成果を経営的数値で示せるため、チームメンバーが自身の役割や目指すべき方向を明確に意識しやすくなる。

　しかし、医療職出身の管理職には会計に苦手意識を持つ人も多い。その苦手意識を払拭するためには、まず「会計が何をするための道具なのか」の理解が大切である。会計は単なる数字の羅列や難しい専門用語の集合ではなく、組織のお金の流れや経営状況を"見える化"し、判断や意思決定に役立てるためのツールと考えると受け入れやすい。医療機関の管理職が会計を身につけるためのポイントをいくつか述べる。

- **身近な例から入る**：家計簿や個人の収支管理など、身近な視点で会計の仕組みを考えると、数字の意味や役割がイメージしやすくなる。
- **基本用語をシンプルに押さえる**：「資産」「負債」「純資産」「収益」「費用」といった基本概念をまずはざっくり理解する。全部を完璧に覚えようとせず、「お金が出入りするお風呂」をイメージする。
- **実際に手を動かしてみる**：小さな仕訳帳（ノート）を用意したり、家計簿アプリケーションを使ってみて、数字がどのように動くかを体感してみる。
- **難しい理屈は後回しにする**：複式簿記の構造や財務諸表の作成ルールなど、最初は複雑に感じる要素が多い。ただ、実務の流れをざっくり把握し、徐々に深掘りし

ていくと抵抗感が薄れるため、最初から難解な仕組みを理解する必要はない。
- **教科書や入門用動画を活用する**：入門書の中には、マンガやイラストを多用して分かりやすく説明しているものが多い。また、YouTubeなどの動画サイトでは初学者向けの解説動画がたくさんあるので、それらを隙間時間で活用する。
- **大きな流れを意識する**：会計は「お金の動きを分かりやすく示す道具」。こう捉えるだけでも、取っつきにくさが和らぐ。あとは、「お金の入口（収益）と出口（費用）」を記録し、それを使って企業の状態を可視化するイメージを持てば十分である。

会計への苦手意識は、最初に「緻密な計算や複雑な仕訳が正確にできないといけない」「難しい会計用語や財務関連用語を覚えなくてはいけない」と思い込むことから生まれがちである。しかし、会計の本質は「経営やお金の流れを客観的に見るための道具」であり、その道具をどのように使うかをざっくり理解するだけでも、苦手意識は和らいでくる。管理職が会計知識をある程度理解し、その結果として利益が増えることに貢献できれば、医療スタッフの待遇改善や新しい医療機器の導入といった投資に回すことができる。さらに、それが診療の質や患者満足度の向上へとつながり、管理職のみならず医療職としての喜びも体感できるのである。

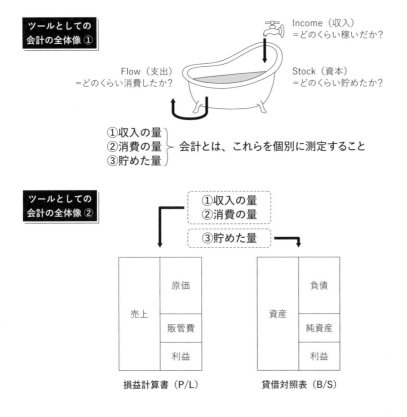

30 財務諸表

POINT
- 組織が一定期間に行った経済活動の結果を整理して開示するための書類群
- 貸借対照表、損益計算書、キャッシュフロー計算書の財務三表が基本
- 財務三表はそれぞれ異なる角度から財務状態や収益性、資金繰りの状況を整理する

　財務諸表とは、企業や組織が一定期間に行った経済活動の結果や財政状態などを整理し、ステークホルダー（投資家、取引先、金融機関、社員など）に向けて開示するための書類群である。主に、「貸借対照表 (B/S：Balance sheet)」と「損益計算書 (P/L：Profit and Loss Statement)」、「キャッシュ・フロー計算書 (C/F：Cash Flow Statement)」、「株主資本等変動計算書」などで構成される。

　これらの財務諸表は、それぞれ異なる角度から企業の財務状態や収益性、資金繰りを把握できるように作られており、企業の事業活動を定量的に理解する上で不可欠である。企業・組織の安全性や収益性、成長性をまとめた指標として、社外だけでなく社内においても活用することにより、組織としての持続性が高まるなどの様々な経営的効果を得られる。

　以下では、財務三表と呼ばれる「貸借対照表」「損益計算書」「キャッシュフロー計算書」について解説する。90ページにはそれぞれの具体的な例を掲載したので、適宜参考にしてほしい。

貸借対照表

　企業や組織が一定時点において保有している資産、負債、純資産を一覧としてまとめた財務状況を示す書類である。一般的に、左側には現金や預金、在庫、建物などの「資産」が配置され、右側には借入金や買掛金などの「負債」と、出資や内部留保などをまとめた「純資産」が並ぶ。資産は"お金の使い道"を示しており、負債と純資産は"お金の調達源泉"を表している。両者の合計金額は常に一致する（バランスする）ように作成されている。

　貸借対照表を確認することにより、組織がどのくらいの財産を所有し、どのように資金を調達しているのかを一目で把握することができるのである。分析をする際は、自己資本比率や流動資産・流動負債の状況を確認することにより、その企業や組織の返済能力や安定性を判断する材料となる。医療機関を含む企業では、設備投資や資金繰りの安全性を検討する上で、貸借対照表の内容が意思決定の重要な根拠となるので

ある。

損益計算書

　企業や組織が一定期間に生み出した利益（または損失）の状況を示すための財務諸表である。具体的には、売上高から売上原価を差し引いて算出される「粗利益（売上総利益）」、さらに販売費及び一般管理費を差し引いた「営業利益」、金融収支や特別損益などを加減した「経常利益」といった段階的な利益を一覧できる。このように、どの部分でコストがかかっているか、最終的にどれだけの純利益が残ったかを知ることが可能である。

　損益計算書を確認する際は、まず売上高の動向や、営業利益率（営業利益÷売上高）などの指標をチェックすることから始める。売上高が伸びているかどうかは、組織の事業活動が市場や顧客からどれだけ支持されているのかを測る目安となり、営業利益率が高ければ、コストを効率的に抑制しつつ事業を運営できていると判断することにつながる。医療機関であれば、診療報酬や自由診療などによる収益構造と、医師や看護師などのスタッフの人件費、医療材料費などの費用のバランスがどのようになっているかを確認し、利益の源泉や経営上の課題を見極めることが重要となる。損益計算書は貸借対照表と合わせて、経営状態を総合的に把握するための基礎的な会計資料である。

キャッシュ・フロー計算書

　企業や組織が一定期間にどのように現金（キャッシュ）を得て、どのように使用したか（フロー）を示す財務諸表である。大きく分けて、「営業活動」「投資活動」「財務活動」の3つのキャッシュフローから構成されている。営業活動によるキャッシュフローは、商品の販売やサービスの提供など、本業を通じてどれだけ現金を得たか、あるいは支出したかを表す。投資活動によるキャッシュフローは、設備投資や有価証券の取得・売却など、将来の成長に向けた投資や資産の処分を示す。財務活動によるキャッシュフローは、借入金や社債、増資などによる資金調達や、その返済や配当金の支払いなどを記録する。

　損益計算書で利益を確保できていても、現金が十分に手元にない場合、資金繰りが苦しくなる可能性があるため、キャッシュフローを把握することは非常に重要である。特に「営業活動によるキャッシュフロー」がプラスであれば、本業から安定した現金を生み出していると判断しやすい。医療機関の場合、診療報酬の入金タイミングや医療材料費の支払いなど、キャッシュの流れを正確に把握することが経営の安定に直結する。

財務諸表の例

貸借対照表
(令和　年　月　日現在)

資産の部		負債の部	
項目	金額	項目	金額
流動資産		流動負債	
現金		支払手形	
預金		買掛金	
受取手形		短期借入金	
売掛金		未払金	
有価証券		預り金	
商品		仮受金	
短期貸付金		その他	
未収入金			
立替金		固定負債	
その他		長期借入金	
貸倒引当金		その他	
固定資産		負債合計	
(有形固定資産)		**純資産の部**	
建物			
車両		資本金・資本剰余金	
その他		利益剰余金	
(無形固定資産)		株主資本	
ソフトウェア		その他	
その他			
(投資等)			
投資有価証券			
出資金			
その他			
貸倒引当金		純資産合計	
資産合計	0	負債・純資産合計	

損益計算書
(自　令和　年　月　日　至　令和　年　月　日)
株式会社○○○○　　　　　　　　(単位：千円)

勘定科目	金額
売上高	
売上原価	
売上総利益	
販売費及び一般管理費	
営業利益	
営業外収益	
受取利息	
雑収入	
営業外費用	
支払利息	
経常利益	
特別利益	
貸倒引当金戻入	
特別損失	
税引前当期純利益	
法人税等	
当期純利益	

❶ 営業キャッシュ・フロー
税引前当期純利益
減価償却費
売上債権の減少（増加）
投資有価証券売却損益
棚卸資産の減少（増加）
買入債務の増加（減少）
営業キャッシュ・フロー

❷ 投資キャッシュ・フロー
固定資産の減少（増加）
投資キャッシュ・フロー
フリーキャッシュ・フロー（❶+❷）

❸ 財務キャッシュ・フロー
借入金・社債の増加（減少）
配当金支払い
財務キャッシュ・フロー
キャッシュ増加（❶+❷+❸）
キャッシュ期首残
キャッシュ期末残

31 財務分析① 収益性分析

POINT
- 財務諸表や各種指標から経営状態を把握し、将来のリスクや投資判断に生かす分析
- 自院や競合の強み・弱みを可視化し、経営戦略の策定や改善施策を具体化
- 売上総利益率や営業利益率、総資産利益率、自己資本利益率などから収益性を分析

　財務分析とは、企業の財務諸表や各種指標を用いて経営状態を把握し、将来のリスクや投資判断を支えるための分析のことである。的確な分析は収益性、安全性、生産性等を総合的に評価し、経営上の意思決定を合理的に行うために必要となる。財務分析を通じて自社や競合他社の強み・弱みを可視化することで、経営戦略の策定や改善施策を具体化し、継続的な成長と企業価値の向上を図ることもできる。一般的に、財務諸表の中でも重要度の高い財務三表、つまり貸借対照表、損益計算書、キャッシュフロー計算書を使って分析することから「財務諸表分析」とも呼ばれる。

収益性分析

　企業が収益を上げられているかを見る分析のことである。売上高総利益率や売上高経常利益率といった指標を比較分析することで、収益性を把握することが可能となる。病院会計においても収益性分析を行うことは、経営戦略の立案や組織体制の最適化に不可欠である。医療機関は公益性の高いサービスを担い、安定した経営基盤を確保する必要があるため、限られたリソースをいかに効率的に活用し、どれだけの利益を生み出しているかを把握することが重要となる。

　収益性分析では、企業や医療機関などの組織がどの程度効率的に利益を生み出しているかを把握するため、いくつかの代表的な指標が用いられる。

- **売上総利益率 (Gross Profit Margin):**
　売上総利益は、売上高から売上原価 (材料費や仕入原価など) を差し引いた金額であり、いわゆる粗利である。売上総利益率が高いほど、仕入や医薬品・医療材料費などのコストを抑えつつ、十分なマージンを確保していることを意味する。

$$売上総利益率 = \frac{売上総利益}{売上高} \times 100 (\%)$$

・営業利益率（Operating Profit Margin）：

営業利益は、売上高から売上原価だけでなく、販売費・一般管理費（人件費や広告宣伝費、管理部門の経費など）も差し引いた後の利益を指す。医療機関の場合は、医療スタッフの人件費や事務部門の経費などが該当する。営業利益率が高いほど、コスト管理がうまく機能しているといえる。

$$営業利益率 = \frac{営業利益}{売上高} \times 100（\%）$$

・経常利益率（Ordinary Profit Margin）：

経常利益は、営業利益に加え、受取利息や支払利息などの財務収支や、雑収益・雑損失などを反映した利益である。財務面での収支が大きい場合、ここで利益率が上下する。医療機関では借入金利息や補助金収入などが影響を与え得る。

$$経常利益率 = \frac{経常利益}{売上高} \times 100（\%）$$

・当期純利益率（Net Profit Margin）：

経常利益から特別損益や税金を控除した最終的な利益が当期純利益である。組織全体として実質的にどの程度の利益を生み出せているかを示す指標であり、経営の最終成果を把握しやすい。

$$当期純利益率 = \frac{当期純利益}{売上高} \times 100（\%）$$

・総資産利益率（ROA: Return on Assets）：

企業や医療機関が保有する総資産（建物、医療機器、流動資産など）をいかに効率的に活用して利益を生み出しているかを測る。大型設備の導入や改修に多額の資金を要する医療機関では特に重要な指標となる。

$$ROA = \frac{当期純利益}{総資産} \times 100（\%）$$

・自己資本利益率（ROE: Return on Equity）：

出資金や内部留保などから成る自己資本（純資産）が、最終的にどの程度の利益を生み出せたかを表す指標である。私立病院など、資本によって運営される組織では、

出資者が重視する指標の1つとなる。

$$ROE = \frac{当期純利益}{自己資本} \times 100(\%)$$

　これらの指標を活用することにより、医療経営における「収益性」を多角的に評価できる。診療報酬収入に対して人件費・医療材料費・減価償却費などのコストがどの程度かかっているか、また組織として資産や自己資本を効率的に活用できているかを確認するための指標と言える。また、医療機関が提供する診療科やサービスごとの収益構造を可視化し、経営上の優先順位を決定する上でも収益性分析が役に立つ。診療科別の採算分析として、診療科ごとに患者数や診療報酬点数、医薬品・医療材料費、人件費などを集計し、利益貢献度を算出することで、黒字・赤字の診療科を判別でき、医療経営への寄与度を測ることにつながり、医療機関全体の経営戦略の修正に役立てることができる。

財務分析

---

1. 収益性分析
 ・企業がどれだけ利益を上げられているのかを見る
 ・少ない投資で大きなリターンを得るか経営者の手腕次第
 ・具体的な額ではなく、その比率を見ていくのが特徴

---

2. 安全性分析
 ・企業にどれだけ支払い能力があるのか、
 　経営状態の安全性（倒産しないか）はどうかを見る
 ・成長しているほど資金需要が旺盛 ┬ ① 短期の支払い能力の分析
 　　　　　　　　　　　　　　　　　├ ② 資金調達・運用の妥当性の分析
 　　　　　　　　　　　　　　　　　└ ③ 資本構成の分析

---

3. 生産性分析
 ・従業員や設備など経営資源を効率良く活用しているかどうかを見る
 ・経営資源がどれだけ売上や付加価値を創出しているかを見る
 　付加価値額＝医業収益−（経費＋医療材料費＋給食材料費＋減価償却費）

※医療機関では上記に機能性分析（平均在院日数、患者数など）を入れる場合もある

32 財務分析② 安全性分析

POINT
- 負債の返済能力や財政的な安定度をどの程度確保しているかを測定するための分析手法
- 資金繰りのリスクや債務超過の可能性を判断する上で重要となる分析
- 流動比率や当座比率、自己資本比率、負債比率などから状況を判断する

安全性分析とは、企業や病院などの組織が負債の返済能力や財政的な安定度をどの程度確保しているかを測定するための分析手法である。特に、資金繰りのリスクや債務超過の可能性を判断する上で重要となる。代表的なものを以下に紹介する。

・流動比率 (Current Ratio)：
1年以内に現金化を見込める流動資産が、同じく1年以内に支払期限が来る流動負債をどの程度カバーできているかを示す。一般的に100%以上であれば短期的な支払い能力が確保されているとされる。

$$流動比率 = \frac{流動資産}{流動負債} \times 100（\%）$$

・当座比率 (Quick Ratio)：
流動資産のうち、在庫 (棚卸資産) のように売却や転用に時間がかかるものを除いた当座資産が、どの程度流動負債をカバーできるかを測る。より厳格に即時の支払い能力を評価する指標である。

$$当座比率 = \frac{流動資産 - 棚卸資産}{流動負債} \times 100（\%）$$

・自己資本比率 (Equity Ratio)：
総資産のうち、株主・出資者が出資した資本金や内部留保などの自己資本がどれだけの割合を占めているかを示す。比率が高いほど財務的に安定していると評価される。医療機関の場合、大型の医療機器や施設投資などを考慮すると、自己資本比率

が低すぎると追加借入などの資金調達で苦労するリスクがある。

$$自己資本比率 = \frac{自己資本}{総資産} \times 100(\%)$$

・負債比率 (Debt Ratio)：
自己資本比率と対になる指標で、総資産に占める負債の割合を表す。高すぎる負債比率は、借入金や買掛金などへの依存度が高いことを意味し、返済リスクの増大を伴う。

$$負債比率 = \frac{総負債}{総資産} \times 100(\%)$$

・インタレスト・カバレッジ・レシオ (Interest Coverage Ratio)：
支払利息に対して、事業活動でどれだけの利益(及び利息・配当の受取)を生み出しているかを示す。数字が大きいほど利息負担に十分耐えられる余力があると判断できる。

$$インタレスト・カバレッジ・レシオ = \frac{営業利益 + 受取利息 + 受取配当金}{支払利息} \times 100(\%)$$

・固定長期適合率 (Fixed Assets to Long-term Capital Ratio)：
建物や医療機器などの固定資産が、自己資本や長期借入金などの長期的な資金で賄われているかを測る指標である。100%以下であれば、固定資産が安定的な資本でカバーされていると評価できる。

$$固定長期適合率 = \frac{固定資産}{自己資本 + 固定負債} \times 100(\%)$$

これら安全性分析を定期的に実施することにより、短期的な支払い能力や長期的な財務の安定度を総合的に把握できる。組織の財務状況を早期に把握し、必要な対策を講じることで、資金繰りのリスクや返済困難のリスクを最小限に抑制することにつながる。

33 財務分析③ 生産性分析

POINT
- 経営資源を活用して、いかに効率的に成果を生み出しているかを知るための分析
- 無駄が生じている部分や成果を出している部署などの可視化が可能に
- 労働生産性や付加価値労働生産性、資本生産性、設備稼働率などから分析

　生産性分析とは、経営資源「ヒト、モノ、カネ」の流れを把握し、企業がそれらを活用していかに効率的に成果（アウトプット、付加価値）を出したかを知るために使われる。利益を上げるために「職員1人当たり」「手術室1部屋当たり」「CT1台当たり」「資金1円当たり」などで分析する。生産性分析で使われる「付加価値」は、企業や組織が外部から調達した資源（原材料や外注サービスなど）に自らの活動を加え、"新たに生み出した価値"を表す概念である。その計算方法には、「中小企業庁方式」と「日銀方式」の2種類がある。

- ・中小企業庁方式（控除法）　付加価値 ＝ 売上高 － 外部購入価値
- ・日銀方式（加算法）　　　　付加価値 ＝ 経常利益 ＋ 人件費 ＋ 賃借料 ＋ 減価償却費
　　　　　　　　　　　　　　　　　　　　＋ 金融費用 ＋ 租税公課

※外部購入価値：原材料費、外注費、支払手数料など

　生産性分析の代表的な指標は下記である。

・**労働生産性（Labor Productivity）：**
労働者1人当たり、もしくは労働時間当たりの成果を示す。医療機関の場合は、医療スタッフ1人当たりの患者対応数や診療報酬の獲得額などが参考になる。

$$労働生産性 = \frac{生産高（売上高など）}{労働投入量（人数・労働時間など）}$$

・**付加価値労働生産性（Value-added Labor Productivity）：**
「付加価値」とは売上高から原材料費や外注費などの外部支出を引いたもので、企業が新たに創出した価値を示す。これを労働投入量で割ることで、職員がどれだけ付加価値を生み出しているかを測定する指標である。医薬品や人工関節などの

外部へ支払うコストが高い診療科では、付加価値ベースでの分析が有用となる。

$$付加価値労働生産性 = \frac{付加価値}{労働投入量}$$

・**資本生産性 (Capital Productivity)**：
設備投資や運転資金など、企業が投入した資本 (投下資本) に対して、どの程度の価値を創出しているかを表す。医療機関の場合、高額な医療機器や施設整備に対してどれほど収益や付加価値を上げられているかを測る際に活用できる。

$$資本生産性 = \frac{付加価値}{投下資本}$$

・**総資産回転率 (Asset Turnover)**：
組織が有する総資産 (現金、設備など) をどの程度効率的に稼働させて売上を上げているかを示す。回転率が高いほど、少ない資産で多くの売上を生み出している。

$$総資産回転率 = \frac{売上高}{総資産}$$

・**在庫回転率 (Inventory Turnover)**：
医薬品や医療材料などの在庫をどれだけ迅速に売上原価へ転換しているかを測る指標である。回転率が低いと在庫が滞留し、コスト負担が増大する可能性がある。

$$在庫回転数 = \frac{売上原価}{平均在庫高}$$

・**設備稼働率 (Capacity Utilization)**：
手術室などの稼働状況を示し、稼働率が高いと設備を有効に活用しているといえる。ただし稼働率が高すぎると職員の疲弊などにつながるので注意が必要となる。

$$設備稼働率 = \frac{実稼働時間}{最大稼働可能時間} \times 100 (\%)$$

生産性分析により、無駄が生じている部分、優れた成果を出している工程や部署を可視化できる。これら分析結果を参考に、労働生産性を向上させるための施策を考え

ていく必要がある。例えば、ある診療科の医師の業務負担が大きく生産性が低い状態が続いている場合は、医師事務作業補助者の活用やAI診断支援システムの導入で業務の分担・自動化を進め、タスクシェア・シフトを推進し、医師でしかできない業務に集中して取り組める環境をつくっていく。生産性向上が必要な最大の理由は、限られた資源の有効活用のためである。医療機関は慢性的に人手が不足している中で、生産性を高めることにより経営の安定化と医療の質向上を両立していかなければならないのである。

医療機関における労働生産性向上には、IT化・業務分担・働き方改革の3つの視点をベースにした業務改善が重要となる。具体的な取り組み例を挙げておく。

- 電子カルテ・医療DXの導入：記録や情報共有をデジタル化し、記録業務の効率化を図る。
- AI・RPAの活用による業務自動化：事務作業やルーティン業務を自動化し、医療従事者が診療に集中できる環境を作る。
- タスク・シフティングの推進：過重労働である医師や看護師の業務を適切に分担し、負担を軽減する。
- 診療プロセスの標準化・効率化：診察や検査のフローを整理したり、パス運用率を向上させる。
- スタッフの教育・スキル向上：多能工化を進め、柔軟な人員配置を可能にする。
- チーム医療の強化：医師、看護師、薬剤師、事務職などの連携を強化し、重複している業務を排除する。
- 適切な労働時間管理と働き方改革：シフト最適化や短時間勤務制度を活用し、負担を分散する。

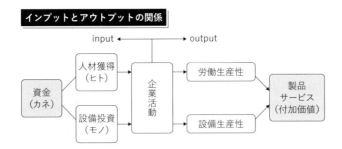

34 財務分析④ 機能性分析

POINT
- 自院が担う医療機能や役割を多角的に評価し、運営を最適化する分析手法
- 「平均在院日数」「病床稼働率」「救急車応需率」「在宅復帰率」などを関連づけて分析
- 自院の過去と比べる「時系列比較」と、同機能の病院と比べる「同業他社比較」を

　医療経営における機能性分析とは、担う医療機能や役割を多角的に評価し、組織全体の運営を最適化するための分析手法である。医療機関は、急性期、回復期、慢性期などの局面や診療科ごとに異なる治療・ケアを提供する必要があり、さらに地域連携や国の医療政策との整合性、患者のニーズ変化といった多くの要素が絡み合う。機能性分析では、こうした医療機関の多層的な機能がどの程度うまく運用・発揮されているかを可視化し、経営上の課題や改善の方向性を明確にすることを目的とする。臨床的情報が多いため、経営者や管理職には最も馴染みのある指標でもある。代表的指標は下記だが、これ以外にも担うべき医療機能により指標は多く考えられる。

- ・平均在院日数　・病床稼働率　・紹介率・逆紹介率　・在宅復帰率
- ・1床当たりの1日平均入院患者数　・患者1人1日当たりの入院収益
- ・医師1人当たりの入院患者数　・医師1人当たりの外来患者数　・救急車応需率
- ・外来／入院比(外来患者数と入院患者数の比率)　・救急車受け入れ件数

　これらの指標は、単体ではなく相互に関連づけて分析することで初めて医療機関の機能性がより正確に把握できる。例えば、救急受け入れ数が多いのに在院日数が長い場合、急性期の患者を効率よく治療・退院させる仕組み(回復期病院や介護施設への紹介体制など)に課題がある可能性が考えられる。逆に在院日数を短くしつつ救急受け入れを高水準で維持できている場合は、後方連携が機能し、急性期病院としての機能を十分に果たしていると言える。

　財務分析では、収益性・安全性・生産性・機能性分析の指標を紹介したが、これらをどのように分析に活用するかについては、大きく分けて2つの比較方法がある。

①時系列比較(自院比較)
- ・自院の過去と比べ、その推移を見ることで経営状態の変化を見る(例: 3期比較、5期比較)
- ・複数年の経過を見ることで、経営改善の取り組み効果が出ているかどうかを判断

②同業他社比較
- ・一般企業と異なり、医療機関は医療機能によって経営数字が大きく異なるため、

同機能の病院と比較することが基本
・地域内の同機能競合や公的データからの平均値等と比べる

　医療経営では、両方の比較方法を駆使し、自院の強みや弱みを明らかにし、経営改善に生かしていくこととなる。なお、同業他社比較をする際には、以下のような公的機関や関連団体のデータが有用である。代表的なウェブサイトを記しておく。

厚生労働省「医療施設動態調査」「医療施設調査」「医師・歯科医師・薬剤師統計」など

医療提供体制や病院数、病床数など、医療に関する各種統計や政策資料を公表している。例えば「医療施設動態調査」や「病院報告」、診療報酬改定の資料など、病院経営に直結するデータが多く入手可能である。

https://www.mhlw.go.jp/toukei/list/79-1a.html

https://www.mhlw.go.jp/toukei/list/79-1.html

https://www.mhlw.go.jp/toukei/list/33-20.html

e-Stat（政府統計ポータルサイト）

総務省の公式統計データポータルサイト。様々な省庁の統計データを一括検索・閲覧できる。病院の基本指標から地域医療に関するデータまで幅広くカバーしている。

https://www.e-stat.go.jp/

日本病院会

病院の経営者や管理職向けの研修、各種調査研究を行っている。管理・運営に関する調査結果やガイドラインなどが公開されている。

https://www.hospital.or.jp/

全日本病院協会

全国の病院が加盟する組織であり、民間病院が中心。加盟病院の実態調査や政策提言を行っており、病院経営の安定化や質向上に関するデータを提供している。

https://www.ajha.or.jp/

日本医療機能評価機構

病院機能評価や医療事故情報収集事業などを通じ、医療の質や安全性の向上を目指す機関。医療安全等に関する調査報告を公開しており、医療の質の管理や病院の運営指標に関するデータを入手できる。

https://jcqhc.or.jp/

下のケースの登場人物になったつもりで、本書で解説した知識やフレームワークなど
を活用して課題の分析等を行ってみてください。事例を通じて様々な視点から問題を
眺めることで、経営的統合力が身につくことを期待できます。

Case│太陽の丘病院副院長　金田満男

　金田満男は誰もいない副院長室で大きなため息をついた。時計を見ると22時を
回っている。デスクの上には夕方に売店で買ったコーヒーが口をつけないままで冷え
切っている。これまで、膠原病内科医として駆け抜けてきた20年だった。自他とも
に認める医師としてのエキスパートであり、医学知識と診療技術に関してはかなりの
誇りと自信がある。これまでにたくさんの論文を執筆し、各種学会や研究会でも多く
の発表と座長をこなしてきた。5年前には診療科部長に昇格し、部下や関連職種から
の評価もまんざらではなく、毎年の患者数は病院目標を達成し、科内のマネジメント
も問題なく仕切ってきた自負がある。また、医学部時代は剣道部主将として、万年弱
小剣道部を大会ベスト4まで成長させた実績もあり、体力と気力にも自信を持ってい
る。子供の頃から挑戦意欲が強い金田はそれだけでは物足らず、「病院運営の中枢に
関わって、より良い医療を提供する場を創りたい！」と思い続け、各種委員会等の病
院運営に重要と考えらえるプロジェクトに積極的に参加してきた。その結果、つい
に、8カ月前に副院長に抜擢されたのだった。40歳代での副院長抜擢は病院史上初め
てだ。当院の副院長は3人体制で、病院全体の戦略を描く大きな仕事を担う役職であ
り、最年少として選ばれたことに誇りを感じている。法人ビジョン浸透プロジェク
ト、地域連携戦略、広報戦略、働き方改革などの病院の方向性を大きく左右するプロ
ジェクトにも関わる機会も増えており、やりがいをひしひしと感じて始めていた。

　4週間前、理事長からある業務命令が下った。「金田先生も経営の仕事に慣れてき
たよね。じゃ、当院の財務分析をして経営戦略の方向性を考えて、理事会で発表して
みて」と指示された。実は、金田は"カネ"のことには全く自信がなく、発展途上であ
ることは否めない。病院運営にはカネの視点が重要であるのは分かっているが、苦手
意識からか、後回しにしてきたのも事実である。若いときは、目の前の患者さんや臨
床だけを考えることが医療者として当然と思い、カネの話を毛嫌いしてきた感があ
る。ただ、副院長などの管理者層になってくると、カネを無視しての病院運営は到底
考えられない。診療報酬改定は年々厳しさを増しており、光熱費や医療材料費の高騰
もあり、継続的な病院経営を考えるとカネの話は避けては通れない。経営者の1つの
采配ミスで資金繰りが厳しくなるご時世だ。今回の指令は、「経営中枢に関わるには
カネの理解もしっかりしておけ」と、ある意味、理事長からの試験かもしれない。

　太陽の丘病院は高度急性期の民間病院で医療法人「さんさん会」が運営している。

101

法人は設立30年であり、ほかに回復期リハビリテーション病院1施設、慢性期病院1施設、介護系施設を4施設運営している。また、人間ドック・健診センターを１つ、自由診療のクリニックが２つある。太陽の丘病院の病床数は300床、職員全員で1100人（常勤換算で医師70人、看護師320人、その他職員710人）、診療科は30科ある。救急件数は約6,000件／年、平均在院日数は15日、外来患者数は700人／日、手術件数は約1500件／年である。法人グループの基幹施設であり、稼ぎ頭でもあるため、グループ内からの注目度と財務依存度は高い。その中心病院の財務分析を依頼されたのだ。

「財務分析は同規模、同機能の病院の財務情報との比較が有効です」と経理課長はアドバイスしながら、同じ地域にある「月の里病院」の財務諸表を渡してくれた。病床数や職員数、診療科、救急件数などの情報は太陽の丘病院と全く同じと考えてよい。103 ～ 106ページの財務情報を様々な切り口で検討する必要があるだろう。もちろん、医療の質や職員情報などの不足情報もあるが、今回は財務諸表から分かる情報だけでの分析をまず実施しよう。経理課長のサポートが欲しいところだが、経理課全体が人手不足であり、1週間後に迫った厚生局の立ち入り調査のための書類作りで医事課と連携して連日残業をしている様子で、とても助けは期待できない。金田自身が自分で何とかしないとならない状況だ。

理事会には各施設から院長、施設長、副院長、事務長クラスが出席し、法人の理事たちも臨席する。経営幹部の1人である法人副理事長の甲斐英二は医師でMBAを持っており、財務分析に強く「鬼詰め甲斐」と言われている。甲斐はIRR (Internal Rate of Return：内部収益率) やEBITDA (Earnings Before Interest Taxes Depreciation and Amortization：利払い前・税引き前・減価償却前利益) などの財務用語を当たり前のように連発し、議論中の会話の半分以上は外国語を話しているようであり、中途半端な財務分析では大目玉を喰らいそうだ。金田が副院長に就任して初めて参加した理事会で、甲斐が回復期リハビリ病院の院長を鬼詰めして、その院長がハンカチで汗だくの顔を拭き続ける光景を見て、金田自身も冷や汗をかいたことを思い出した。

足踏みしていても前には進まない。持ち前のチャレンジ精神を振り絞り、金田は大きな背伸びをして、「よしっ！ いっちょやってやるか！」と冷めたコーヒーを飲み干して、パソコンに向かい合った。

▶ 設問

1. 太陽の丘病院と月の里病院の財務的特徴を各々述べてください（103 ～ 106ページ）。
2. あなたは金田満男です。健全経営に向けての方向性を理事会にどのように提案しますか。財務的視点から述べてください。

※本ケースは会計・財務の理解を目的としたものである。医療の質、医療安全、患者満足度、医療機器稼働率、地域連携などのほかの情報は通常の経営では議論すべきであるが、本ケースは財務分析を目的としたものであり、一切考える必要はない。ケース内情報と財務情報のみで検討すること。

太陽の丘病院　損益計算書

科目	金額（円）	合計（円）
【医業収益】		14,910,477,533
入院診療収益	8,133,674,481	
室料差額収益	349,202,950	
外来診療収益	2,131,723,223	
保険予防活動収益	2,472,245,561	
その他の医業収益 （介護含）	1,823,631,318	
【医業費用】		14,865,506,370
1 材料費		1,629,048,340
医薬品費	434,105,756	
診療材料費	627,003,862	
医療用消耗器具 備品費	547,647,982	
給食用材料費	20,290,740	
2 給与費		7,817,581,557
給料	6,083,134,201	
賞与	344,294,796	
賞与引当金繰入額	340,076,876	
退職給付費用	167,910,000	
法定福利費	882,165,684	
3 委託費		1,209,655,543
検査委託費	194,150,877	
給食委託費	298,194,772	
清掃委託費	240,117,418	
その他委託費	477,192,476	
4 設備関係費		2,916,279,336
減価償却費	1,798,819,750	
リース料	294,493,211	
地代家賃	629,360,184	
機器保守料	169,024,555	
その他	24,581,636	

科目	金額（円）	合計（円）
5 研究研修費		60,477,773
教育費	60,477,773	
6 経費		1,111,012,158
福利厚生費	14,291,324	
旅費交通費	116,608,052	
手数料	176,012,781	
水道光熱費	215,392,325	
消耗品費	123,551,484	
通信費	68,904,673	
募集費	83,446,911	
保険料	25,885,305	
租税公課	252,287,418	
その他	34,631,885	
7 その他費用		121,451,663
医業損益		44,971,163
（医業外損益の部）		
【医業外収益】		94,024,969
受取利息・配当金	58,320	
雑収入	37,135,450	
補助金	56,831,199	
【医業外費用】		78,299,582
支払利息	75,206,075	
雑損失	3,093,507	
経常損益	60,696,550	60,696,550
税引前当期純損益	60,696,550	60,696,550
法人税、 事業税及び事業税	18,208,965	18,208,965
当期純損益	42,487,585	42,487,585

太陽の丘病院　貸借対照表

資産の部	
科目	金額（円）
【流動資産】	8,501,322,935
現金及び預金	6,171,292,755
医業未収金	2,098,578,966
その他売掛金	234,848,905
薬品	22,185,499
診療材料	35,855,597
貸倒引当金	-61,438,787
【固定資産】	17,768,035,040
（有形固定資産）	16,293,261,431
建物（設備等含む）	11,978,346,900
医療用器械備品	1,946,046,047
土地	1,202,959,251
リース資産	904,398,087
その他の器機備品	261,511,146
（無形固定資産）	18,675,579
ソフトウエア	18,386,579
無形固定資産	289,000
（その他の資産）	1,456,098,030
出資金	60,000
保証金・敷金	1,142,382,676
長期貸付金等	290,204,722
長期前払費用	23,450,632
資産合計	26,269,357,975

負債の部	
科目	金額（円）
【流動負債】	3,184,000,992
買掛金	334,454,086
短期借入金	636,131,000
短期リース債務	221,417,652
未払金（未払費用・法人税等含む）	1,484,435,732
預り金等	167,485,646
賞与引当金	340,076,876
【固定負債】	21,503,236,248
長期借入金	17,567,988,000
長期リース債務	684,028,760
長期未払金	2,100,319,528
退職給付引当金	1,125,701,000
長期預り敷金・保証金	25,198,960
負債合計	24,687,237,240

純資産の部	
科目	金額（円）
【積立金】	1,582,120,735
繰越利益積立金	1,539,633,150
当期純損益	42,487,585
純資産合計	1,582,120,735
負債及び純資産合計	26,269,357,975

月の里病院　損益計算書

科目	金額（円）	合計（円）
【医業収益】		15,200,237,707
入院診療収益	8,287,041,929	
室料差額収益	453,963,835	
外来診療収益	1,705,378,578	
保険予防活動収益	2,966,694,673	
その他の医業収益（介護含）	1,787,158,692	
【医業費用】		13,842,270,330
1 材料費		1,723,399,264
医薬品費	520,926,907	
診療材料費	689,704,248	
医療用消耗器具備品費	492,883,184	
給食用材料費	19,884,925	
2 給与費		6,254,065,246
給料	4,866,507,361	
賞与	275,435,837	
賞与引当金繰入額	272,061,501	
退職給付費用	134,328,000	
法定福利費	705,732,547	
3 委託費		1,277,947,383
検査委託費	213,565,965	
給食委託費	328,014,249	
清掃委託費	235,315,070	
その他委託費	501,052,100	
4 設備関係費		3,056,976,063
減価償却費	2,158,583,700	
リース料	235,594,569	
地代家賃	503,488,147	
機器保守料	135,219,644	
その他	24,090,003	

科目	金額（円）	合計（円）
5 研究研修費		90,716,660
教育費	90,716,660	
6 経費		1,257,714,051
福利厚生費	11,433,059	
旅費交通費	122,438,455	
手数料	179,533,037	
水道光熱費	258,470,790	
消耗品費	135,906,632	
通信費	75,795,140	
募集費	133,515,058	
保険料	28,473,836	
租税公課	277,516,160	
その他	34,631,885	
7 その他費用		181,451,663
医業損益		1,357,967,377
（医業外損益の部）		
【医業外収益】		69,328,747
受取利息・配当金	64,152	
雑収入	40,848,995	
補助金	28,415,600	
【医業外費用】		55,675,889
支払利息	52,644,253	
雑損失	3,031,637	
経常損益	1,371,620,234	1,371,620,234
税引前当期純損益	1,371,620,234	1,371,620,234
法人税、事業税及び事業税	411,486,070	411,486,070
当期純損益	960,134,164	960,134,164

月の里病院　貸借対照表

資産の部		負債の部	
科目	金額（円）	科目	金額（円）
【流動資産】	8,932,418,974	【流動負債】	2,865,600,893
現金及び預金	6,788,422,031	買掛金	301,008,677
医業未収金	1,888,721,069	短期借入金	572,517,900
その他売掛金	258,333,796	短期リース債務	199,275,887
薬品	19,966,949	未払金（未払費用・法人税等含む）	1,335,992,159
診療材料	32,270,037	預り金等	150,737,081
貸倒引当金	-55,294,908	賞与引当金	306,069,188
【固定資産】	15,878,354,043	【固定負債】	18,383,163,473
（有形固定資産）	14,543,639,363	長期借入金	14,054,390,400
建物（設備等含む）	10,780,512,210	長期リース債務	752,431,636
医療用器械備品	1,751,441,442	長期未払金	2,310,351,481
土地	962,367,401	退職給付引当金	1,238,271,100
リース資産	813,958,278	長期預り敷金・保証金	27,718,856
その他の器機備品	235,360,031	負債合計	21,248,764,366
（無形固定資産）	24,220,453		
ソフトウエア	23,902,553	純資産の部	
無形固定資産	317,900	科目	金額（円）
（その他の資産）	1,310,494,227	【積立金】	3,562,008,650
出資金	60,000	繰越利益積立金	2,601,874,486
保証金・敷金	1,028,144,408	当期純損益	960,134,164
長期貸付金等	261,184,250	純資産合計	3,562,008,650
長期前払費用	21,105,569		
資産合計	24,810,773,016	負債及び純資産合計	24,810,773,016

35 減価償却

POINT
- 建物などの購入時に一度に費用計上せず、複数年にわたって費用配分する会計手法
- 資産が収益を生み出す期間と費用発生のタイミングを一致させ、正確な利益計算が可能に
- 自院の財政状態を正しく把握し、継続的な設備投資と安定した経営判断につなげられる

減価償却とは、建物や医療機器など、使用することで価値が徐々に減少する固定資産について、購入時に一度に費用計上せず、複数年にわたって費用配分する会計手法である。例えば病院が高額なCT装置を導入した場合、購入年度だけでなく、その機器を使用する期間に合わせて少しずつ経費化する。これにより、その資産が収益を生み出す期間と費用発生のタイミングを一致させ、正確な利益計算を行うことが可能となる。もし導入コストを一度に全額費用化してしまうと、その年度の損益が大きく悪化する一方、翌年度以降はコスト負担がなくなるため、実態に合わない利益計上が行われる恐れがある。減価償却を適切に行うことで、医療機関の財政状態を正しく反映し、継続的な設備投資と安定した経営判断につなげることができる。

具体例で解説する。A病院では、ある年度に900万円で医療機器を購入し、6年償却(定額法)をした上で、6年目に150万円で売却した。損益計算書、貸借対照表、キャッシュフロー計算書上の動きは図の通り。なお、税金や消費税は考慮しないとする。

前提条件
- 購入金額:900万円　・耐用年数:6年
- 償却方法:定額法(残存価額はゼロと仮定)
- 年当たり減価償却費:900万円÷6年=150万円／年　・6年目売却価格:150万円
- 売却時点で帳簿価額(簿価)は0円となっているため、売却益は150万円

●損益計算書(P/L)への影響
- 購入年度(年0):P/Lへの影響なし(資産計上のみで、費用は発生しない)。
- 年1〜年5:毎年、減価償却費として150万円が費用計上される。結果として、各期の利益が150万円だけ減少する。
- 年6:減価償却費として150万円が計上される(最終年)。同時に、売却益150万円が特別利益等で計上される(簿価はゼロ)。減価償却費150万円と売却益150万円が同額のため、当該医療機器に関する純粋な損益への影響は相殺される。

107

● 貸借対照表（B/S）への影響
- 購入時（年0末）：資産（固定資産：医療機器）として900万円を計上。同額の現金支出があるため、現金（または預金）が900万円減少。資産合計額は変わらない（資産項目の内訳が変動）。図では固定資産部分だけを描出。
- 年1末～年5末：毎期の減価償却費150万円により、固定資産の帳簿価額が年ごとに150万円ずつ減少する。
- 年6末（売却）：固定資産の帳簿価額は売却直前で0円。売却により、固定資産は貸借対照表上から除却される（帳簿価額0円で取り崩し）。売却代金150万円は現金として受け取ることで、流動資産（現金等）が増加している。

● キャッシュフロー計算書（C/F）への影響
- 購入時（年0）：
営業活動CF：購入段階では影響なし（減価償却費は発生していない）。
投資活動CF：医療機器購入によるキャッシュアウトフロー 900万円。
- 年1～年5：
営業活動CF：減価償却費150万円を非現金費用として、営業キャッシュフローに加算。
投資活動CF：購入済みであるため追加の投資支出はなし。
- 年6：
営業活動CF：年1～年5と同様
投資活動CF：売却代金150万円がプラスのキャッシュインフローとして計上される。

※実際は、医療機器の稼働により営業活動CFはさらにプラスになるが、キャッシュの流れが分かりやすいよう医療機器の稼働は考えていない

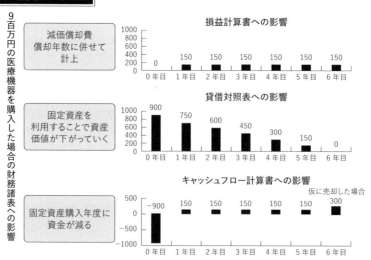

A病院の減価償却の関係性

36 損益分岐点

POINT
- 収益が費用の合計とちょうど同じになり、利益がゼロとなる売上水準のこと
- 「限界利益率は1−変動費率」「損益分岐点売上高は固定費÷限界利益率」で計算
- 「固定費を抑える」「変動費率を下げる」「売上を上げる」の的確な検討が可能に

　損益分岐点 (Break Even Point：BEP) とは、収益が費用の合計とちょうど同じになり、利益がゼロとなる売上水準のことである。つまり、BEPを超える売上高、あるいは売上数量であれば利益が出る状態で、BEP未満の売上高、あるいは売上数量であれば損失の状態である。損益分岐点売上高は、利益が0円になるときの売上高を指す。

　医療経営でBEPを把握する意義は大きく2つある。第一に、経営者がどの程度の患者数や収益を確保すれば赤字を回避できるか、数値的な目安を得られる点である。1日当たりの外来患者数やベッド稼働率の目標を具体的に設定しやすくなる。第二に、コスト削減や人員数の見直しなど、改善施策の効果を定量化しやすくなる点である。例えば、外注していた検査を自院で実施するよう切り替えることで固定費を抑え、損益分岐点を下げ利益を出しやすくなる。

　医療経営ではいかに安定した収支構造を築くかが重要となるため、損益分岐点は財務戦略の基礎指標として活用され、経営計画、人員配置、診療科強化策、収益改善策を考える際の目安となる。

損益分岐点を計算するための基本要素
- **固定費**：患者数の増減にかかわらず、毎月 (または毎年) 必ず発生する費用。例えば、建物の賃料、医療機器の減価償却費、人件費 (基本給部分)、光熱費、保険料など
- **変動費**：患者数や診療件数に応じて増減する費用。患者が増えれば消費量が増え、コストが上がる項目で、主に医薬品費、診療材料費、検査用試薬費など
- **収益 (売上高)**：患者からの診療報酬収入や健診収入など、提供したサービスに応じて得られる
- **損益分岐点＝固定費÷限界利益率、あるいは損益分岐点売上高＝固定費÷（1−変動費比率）**
- **変動費比率＝変動費÷売上高**
- **限界利益：売上高から変動費を引いた額**
  - 固定費に利益を加えた額のこと
  - この限界利益が固定費を上回ると、黒字
  - 逆に限界利益が固定費を下回ると、赤字

- **限界利益率：売上高に対する限界利益の割合**
  - 限界利益率は高いほど望ましい
- **安全余裕率：あと何%売上を落としたら赤字に転落するか**
  - 安全余裕率 ＝ (売上高 − 損益分岐点売上高) ÷ 売上高 × 100 (%)
  - 損益分岐点比率 ＋ 安全余裕率 ＝ 100%

具体例
- 年間収益 (売上高)：20億円
- 年間コスト (総費用)：18億円
- 固定費：10億円、変動費：8億円
- 年間患者数：20,000人、患者単価：10万円

変動費率 (Variable Cost Ratio)

$$変動費率 = \frac{変動費}{売上高} = \frac{8\,億円}{20\,億円} = 0.4\,(40\%)$$

限界利益率 (Contridution Margin Ratio)

$$限界利益率 = 1 − 変動費率 = 1 − 0.4 = 0.6\,(60\%)$$

$$損益分岐点売上高 = \frac{固定費}{限界利益率} = \frac{10\,億円}{0.6} = 16.666...\,億円 ≈ 16.67\,億円$$

$$損益分岐点患者数 = \frac{損益分岐点売上高}{患者単価} = \frac{16.67\,億円}{10\,万円／人} = 166.7... × 10^2 ≈ 16,667\,人$$

すなわち、年間で約16,667人の患者が来院すれば、ちょうど赤字・黒字がゼロになる水準である。

$$安全余裕率 = \frac{実際売上高 − 損益分岐点売上高}{実際売上高} = \frac{20\,億円 − 16.67\,億円}{20\,億円}$$
$$= 0.1665\,(約16.65\%)$$

すなわち、「現状の売上が約16.65%減っても、まだ赤字にはならない」ことを意味している。

損益分岐点計算から分かることは下記となる。
・この病院は、年に16,667人の患者を確保できれば赤字にはならない。
・年15,000人しか患者が来ない場合、固定費を完全には回収できず赤字が発生する。
・年17,000人の患者が来れば、333人分の余剰から利益が生まれる。
さらに、次のような対応策を検討することにつながっていく。
・「昨年は15,500人しか来ていない。損益分岐点に達するにはあと1,667人増やす必要がある。どうやって患者を増やそうか？」
・「もし固定費が増える（新たな設備導入や増員で年2億円のコストアップになる）と、損益分岐点はどう変わるだろうか？」

経営効率化のためにも、損益分岐点を分析し、それを下げるための方法を考えていく必要がある。損益分岐点売上高は固定費÷限界利益率という計算式で求められるため「固定費を抑える」「変動費率を下げる」「売上を上げる」を検討することとなる。

売上の増加を計画することは当然として、固定費を抑えるためには、人件費の最適化を目指し、部署別のスタッフ数やシフト体制を見直すことが先決である。同時に、設備投資の抑制も検討すべきである。高額な医療機器や施設設備の導入・更新は慎重に検討し、投資効果や代替手段を比較する。また、在庫管理システムの導入・運用を見直し、医薬品・物品の過度な在庫保有を減らすのも重要である。

また、変動費率を下げるためには、医薬品や医療材料費などの仕入先との取引条件を見直し、グループ購買や共同購入によってコスト削減を図る。また、診療プロセスの効率化を意識し、使われない医療材料や検査の無駄を削減するため、適正な検査オーダーや使用基準を策定する。医薬品や医療材料の滞留を防ぎ、変動費のロスを減らすことも重要である。

このように、固定費・変動費の両面からのコスト管理と、収益増につながる施策をバランス良く進めることで、損益分岐点を引き下げることが可能となる。ただ、極端なコスト削減は職員の疲弊や医療の質低下、医療安全上のリスク増加等を招く恐れがあるため、慎重に検討すべきである。

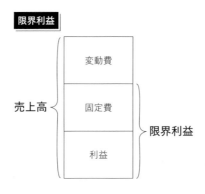

損益分岐点等の計算方法

$$損益分岐点 = \frac{固定費}{1 - \dfrac{変動費}{売上高}} = \frac{固定費}{限界利益率} \quad \text{低いほど望ましい}$$

＊限界利益について

$$限界利益 = 売上高 - 変動費$$
$$(= 固定費 + 利益)$$

$$限界利益率 = \frac{限界利益}{売上高} = 1 - \frac{変動費}{売上高} \times 100\% \quad \text{高いほうが良い}$$

表裏の関係

$$変動費率 = \frac{変動費}{売上高} \times 100\% \quad \text{低いほうが良い}$$

損益分岐点

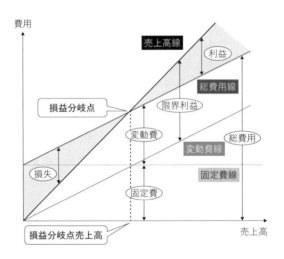

37 原価計算

POINT
- サービスを生み出すために使った費用を正確に把握し、管理・分析する手法
- 経営資源を集中させるべき分野や改善が必要なポイントが浮き彫りに
- 「全部原価計算」「直接原価計算」など様々な手法、目的や分析の深度に応じて選択を

　原価計算とは、企業や組織が製品やサービスを生み出すために使った費用を、可能な限り正確に把握し、管理・分析するための手法である。例えば、ある企業が複数の製品を作る場合、採算の良否や価格設定の妥当性を検討する際に、原材料の仕入れや製造に必要な人件費、材料費、水道代など多種多様なコストを「どの製品が、どれだけ使用したのか」を明確にしておく必要がある。そこで活用するのが原価計算で、企業の経営判断や戦略立案の基礎となる重要な仕組みと言える。原価計算によって、どの製品（またはサービス）が利益に貢献しているのか、あるいはどの工程が無駄なコストを生み出しているかなどの深掘りをして、より精度の高い経営判断ができるようになる。

　医療機関の場合、どの診療科がどの程度費用をかけ、どのくらい収益を上げているのかを分析すれば、経営資源を集中させるべき分野や改善が必要なポイントが浮き彫りになる。特に、変動費と固定費を分けて考える手法（直接原価計算など）を使うと、損益分岐点の分析や新しい医療サービスを導入する際の採算シミュレーションも行いやすくなる。

　原価計算を実践する際には、まず自院のコスト構造や業務フローを正確に把握する必要がある。どんな費用が変動費で、どんな費用が固定費にあたるのか。どの部署がどんな活動を行い、どのサービスと結びついているのか。こうした情報を詳細に分析し、数値化するには労力がかかるが、その見返りとして、経営判断の質が格段に向上し、より効率的に利益を生み出せるようになる。

　一般的に、原価計算では製品やサービスを生み出すためにかかる費用を「原価の3要素」として「材料費」「労務費」「経費」の3つに大別する。さらに、それぞれの費用が製品やサービスにどの程度直接的に関連づけられるかによって、「直接費」と「間接費」に分類する考え方がある。

- **材料費**：製品やサービスを作るために使用される原材料や部品、消耗品などに要する費用。例えば工場であれば、製品に組み込まれる資材や部品。医療機関の場合

は、患者の治療に直接用いられる医薬品や医療材料、検査キットなどが該当する。

- **労務費**：製造やサービス提供に当たる作業者やスタッフの賃金・給与、手当などを指す。例えば、工場のライン作業員や医療機関の医師・看護師・検査技師などがこの範囲に含まれる。人件費は多くの組織でコストの大部分を占めるため、最適な人員配置や労働時間の管理が重要となる。
- **経費**：上記の材料費や労務費以外で、サービスや製品の提供に必要となる諸費用をまとめたもの。例えば、電気・ガスなどの光熱費、設備の修理費、事務用品などが該当する。医療機関であれば、医療機器のメンテナンス費用、電子カルテ費用、在庫管理システムの利用料なども経費に含まれる。
- **直接費**：各原価要素（材料費・労務費・経費）のうち、特定の製品やサービスに対して「どれだけ費用が発生したか」を明確に把握できるものを「直接費」と言う。例えば、製品Aを作るために使った部品や、ある患者に対して施行された手術に使った医療材料費など、数量や実施件数に応じて直接追えるコストが該当する。直接費は、原価計算で対象製品やサービスにそのまま割り当てることができるため、計算が比較的簡単である。
- **間接費**：製品やサービスごとに費用を直接的にひも付けにくく、まとめて発生するコストを「間接費」と呼ぶ。具体例としては、工場の光熱費や設備の減価償却費、医療機関全体で利用されるシステムの維持費、人員の配置が複数業務を横断している場合の管理職の給与などが挙げられる。これらはどの製品・サービスにどれだけ使われたかを直ちに把握しづらいため、合理的な基準（作業時間や床面積、スタッフの稼働状況など）を設定して割り振る必要がある。

原価計算には、複数のアプローチが存在するが、ここでは代表的な方法である、「全部原価計算」と「直接原価計算」を示す。

「全部原価計算」は、製品の原価に変動費と固定費の両方を含める方法であり、製品1つ当たりの総コストを把握しやすいが、固定費の配分方法によって利益が変動する。医療経営の視点で考えると、全部原価計算は、固定費・変動費の区別なく、医療サービスにかかる全ての費用を原価として配分する。例えば人件費や光水熱費、建物の減価償却費など、共通してかかる費用をどの診療科やどの部門に割り当てるかを詳細に検討し、最終的に1件当たりの診療行為のコストを算出する。これは財務諸表（損益計算書、貸借対照表など）とも整合性が高い点が特長であり、医療機関全体の総合的なコスト把握に適している。

「直接原価計算」は、変動費のみを製品原価とし、固定費は期間費用として処理する方法であり、利益が売上と連動しやすい。医療経営の視点では、直接原価計算は、変動費のみを各医療サービスにひも付け、固定費は一括して扱う方法と言える。例えば、医療材料費や検査薬など「患者数や実施件数に比例して増減する費用」を変動費

と位置づけ、その費用を診療科や検査ごとに割り当てる。一方、医師や看護師、コメディカルなどの人件費や大規模設備の減価償却費など、患者数にかかわらず一定額が発生する費用は固定費として一括計上し、最終的に営業利益を算出する。直接原価計算の利点は、「どの程度の患者数や診療件数で利益が出るか」という損益分岐点の把握が容易になることである。短期的・戦術的な判断、例えば特定の治療法を導入した場合の収益性シミュレーションなどに有効である。

　また、原価計算をさらに細分化していく手法として、「アクティビティー・ベースド・コスティング（ABC：Activity Based Costing)」と呼ばれる手法がある。これは、医療機関内で実施される各種活動（Activity＝手術、検査、リハビリテーション、投薬など）に着目し、それぞれに必要なコストを割り出すことで、より正確に費用を配分する手法である。従来の単純配賦では把握しきれなかったコストの発生源が明確になり、ムダや重複を発見しやすくなる。例えば、手術に関わるスタッフの準備時間や使用機器の稼働時間などを細分化し、実際に要したリソース分だけコストを積み上げるイメージである。

　医療経営における原価計算には様々な手法と視点が存在し、それぞれにメリット・デメリットが存在する。組織の目的や分析の深度に合わせて最適な方法を選択し、得られたデータを経営戦略や業務改善に結びつけることが重要となる。さらに、医療機関での原価計算を考える際、患者の重症度や専門性が高い診療科ではコストが大きくなりやすいため、単純に「原価を引き下げればよい」という発想だけでは十分とは言えない。適切な原価意識を持ち、収支を可視化しながら、質の高い医療を継続可能な形で提供するにはどうすべきなのか、経営視点と臨床視点の両方の視点を持つことが肝要である。

　原価計算は奥が深い。会計専門家を目指す必要がない場合は、原価計算の基本用語、大枠だけの理解でまずは十分だろう。

原価の分類

原価の内訳		
製造原価	材料費	直接材料費
		間接材料費
	労務費	直接労務費
		間接労務費
	経費	直接経費
		間接経費

38 DCF法

POINT
- 将来得られるキャッシュフローを割引いて現在価値に換算し、事業価値を求める手法
- 将来のキャッシュフローや割引率は予測が伴うため前提条件に依存するなどの欠点も
- 大型医療機器の導入時や新規診療科の開設時などの投資判断に役立つ

DCF（Discounted Cash Flow）法とは、将来得られるキャッシュフローを割引いて現在価値に換算し、その合計値を基に企業や投資プロジェクトの価値を評価する手法である。医療機関の経営においても大きな投資判断を行う際に役立つ。

まず、「割引く」とはどういうことか。将来に受け取る1万円と今すぐ手に入る1万円では、投資機会やインフレーションなどを考慮すると同じ価値ではない。DCF法では、この「お金の時間的価値」を考える手法である。

118ページの図に示したように、「今受け取る100万円」と「5年後に受け取る100万円」を比較する時、DCF法の考え方では将来のお金を現在価値に割り引いて考える。割引率（お金の時間価値を表す利率）を3%とすると、5年後の100万円は、現在の価値にして約86.3万円と同じとみなせることになる。一方、今受け取る100万円は、そのまま「現在の価値は100万円」である。そのため、「100万円を今受け取る」方が、割引率3%で考えた場合の現在価値で比較すると約14万円ほど高い価値があると言える。これはお金を運用できる機会や、インフレ・リスクなどを考慮すると、将来の同額よりも手元にあるお金の方が価値が高いと考えられるからである。

この考えをベースとして、ある企業が今後5年間で以下のキャッシュフローを生み出すと想定する。

1年目：100万円
2年目：150万円
3年目：200万円
4年目：250万円
5年目：300万円

これらの将来キャッシュフローを割引率10%で現在価値に引き直す場合、割引係数は「$1 / (1 + 割引率)^{年数}$」で計算する。具体的には、1年目のキャッシュフロー100万円を現在価値にすると、「$100万円 \div (1.10)^1 = 90.9万円$」となる。2年目は「$150万円 \div (1.10)^2 = 123.9万円$」、3年目は「$200万円 \div (1.10)^3 = 150.3万円$」、4年目は「250万円

÷（1.10）^{4}＝170.9万円」、5年目は「300万円÷（1.10）^{5}＝186.2万円」といった具合である。これらを合計すると、約90.9万円＋123.9万円＋150.3万円＋170.9万円＋186.2万円＝722.2万円となり、これが将来のキャッシュフローを年10％で割り引いた場合の現在価値の総和である。単純に、100万円＋150万円＋200万円＋250万円＋300万円＝1000万円ではない。DCF法では、この金額を企業や投資プロジェクトの理論的な価値とみなす。

　割引率は、WACC（Weighted Average Cost of Capital、加重平均資本コスト）を用いることが多い。WACCとは、自己資本コストと他人資本（借入金など）のコストを重み付けして平均した値である。例えば、自己資本比率が70％、自己資本コストが8％、他人資本比率が30％、借入金利が5％であれば、WACCは「0.70×8％＋0.30×5％＝5.9％」となる。このWACCが企業全体をファイナンスする際の資本コストを意味し、投資判断のための割引率として使われることが多い。

　DCF法を用いるメリットは、将来のキャッシュフローを定量的に評価できることである。企業が将来どれだけの利益を創出するか、そしてそれらの利益がどれだけリスクを伴うかを、時間的価値を踏まえて把握できる。一方で、将来のキャッシュフローや割引率の設定には予測が伴うため、その精度や前提条件に依存するデメリットもある。特に、投資が長期にわたる場合、予測誤差の影響は大きくなるので注意が必要である。

　これらのメリットとデメリットがあるという前提で、DCF法は医療機関の経営においても大きな投資判断を行う際に役立つ。例えば、下記の場合である。

大型医療機器の導入・更新時の投資判断

　病院では、高額なMRIやCTスキャナーなどの医療機器を定期的に導入・更新する必要がある。こうした投資では、機器本体の購入コストに加え、保守費用、運用コスト、機器導入による外来・入院収益の増加など、様々な要素が将来的にどのようなキャッシュフローをもたらすかを総合的に評価する。DCF法を使えば、これら将来の収支を現在価値に引き直して比較検討できるため、機器導入による財務的なメリット・デメリットを定量的に把握できるようになる。

新規診療科や病棟の開設など、施設拡充の投資判断

　病院が新しい診療科（例：心臓血管外科や小児医療センターなど）の開設を検討する際や、病棟拡張（例：ICUの拡大やリハビリ病棟の増築など）を行う際に活用できる。新たな診療科や病棟を開設すると、建設費用・人件費・追加機器の導入コストなどがかかる一方、患者数や収益も増えると期待できる。こうした投資が何年後にどれだけ回収できるかを検証する際に活用する。

以上のように、DCF法は医療機関の経営戦略や投資意思決定において、将来的に生み出されるキャッシュフローを冷静に評価するための有力なツールの1つである。ただ、DCF法は「将来キャッシュフローの見積もり」「適切な割引率の設定」「前提条件の客観性」といった点をしっかり押さえることを忘れてはならない。

現在価値の考え方

n 年後に受け取る X 円の現在価値は、割引率 r ％では、
$$\frac{X}{(1+r\%)^n}$$

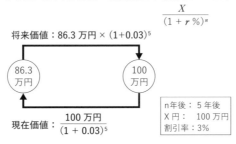

DCF法の活用イメージ

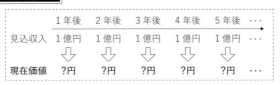

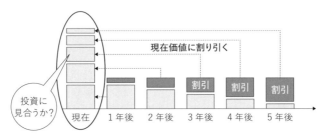

第 6 章

人・組織

39 人・組織マネジメントの必要性

POINT
- 経営では、「ヒトあっての組織、組織あってのヒト」というように相互に関係
- 人材の獲得・育成・活用に関する戦略は組織の競争力を左右する重要な要素
- 継続的な研修や専門知識のアップデートのほか、適切な労務管理も大切に

経営において、ヒトは最も重要かつ複雑な経営資源である。ヒトは、他の経営資源であるモノやカネとは異なり、学習や経験を通じて能力を高めることができる上、創造性や柔軟性などを発揮しながら組織を成長へ導く潜在力を備えている存在である。カネである資本やモノである設備は一定の投入量によって決められた生産力を発揮するにとどまるが、ヒトは組織や個人のモチベーション、リーダーシップ、チームワークなど多様な要因と結びつくことにより、時に想定を超えるような成果を生み出すことができる点に大きな特色がある。また、業務などの機械化や自動化が進展しても、最終的にイノベーションを生み出すのはヒトの知恵や発想である。従って、「人材をどのように獲得し、育成し、活用するか」という戦略が企業の競争力を左右する重要な要素となる。

特に、医療機関に代表されるような知識集約型産業やサービス産業では、職員一人ひとりの専門性やコミュニケーション能力が生み出す付加価値を決定づけるため、人材マネジメントがしっかり機能するかどうかが組織の成長を大きく左右することになる。また、ヒトは単に労働力を提供する存在であるだけでなく、組織のカルチャーを形成する上でも重要な役割を担っている。職員同士の相互作用が医療機関の価値観や風土を醸成し、組織全体の生産性の向上やイノベーティブな雰囲気の確立に影響を与えるのである。なお、経営における「組織」とは企業が目標を効果的に達成するために、人員の役割や権限を明確化すると同時に、コミュニケーションや協力体制を整えて成果を最大化する枠組みを指す。組織の構造や文化が人材活用や意思決定に大きな影響を与えるため、経営では、「ヒトあっての組織、組織あってのヒト」と相互に関係するものであると言える。

以下では、経営資源としてのヒトの重要性を理解するとともに、その特徴について深掘りしておく。

- ・経験や学習を通じて成長し、組織全体の成果を高める
- ・意欲やモチベーションが成果を左右し、組織活性化に貢献する
- ・多様な専門性を掛け合わせ、新たな発想とイノベーションを生む

・チームワークとコミュニケーションで、相互補完し組織力を強化する
・内発的動機を引き出し、組織文化や価値観を共創する
・企業経営に貢献し、競争優位や持続的成長の実現を左右する

　医療経営においても、ヒトや組織のマネジメントは医療機関の存続と成長を左右する最も重要な要素の1つである。医療機関が掲げる一般的な使命は、安全かつ質の高い医療を患者に提供し、地域社会に貢献することであるが、その実現には多様な専門性を有する人材が互いに協力し合う体制を整え、組織として目標に向かうことが欠かせない。医療機関の経営者がヒトや組織のマネジメントを充実させる必要性は多く挙げられる。

　まず、医療サービスの質を向上させる上で、人材の教育と成長機会を提供することは必須である。高度な医療技術を活用するためには継続的な研修や専門知識のアップデートが不可欠となるほか、患者とのコミュニケーション力や多職種と関わるチーム連携力の向上も欠かせない。人材マネジメントによって職員のスキルやキャリアを体系的にサポートし、適材適所に配置することにより、医療の質や患者満足度の向上にも直結する成果を期待できる。

　次に、医療従事者は過酷かつ危険な労働環境にさらされることが少なくなく、精神的や肉体的な負担が増大しやすいリスクがある。適切な労務管理を行い、十分な休息と休暇を確保し、メンタルヘルス面でのサポートを充実させた体制を整備することは、人材の長期定着を実現する上で重要である。過度な負担が続けば離職率が高まり、医療安全や医療の質にも悪影響が及ぶだけでなく、組織全体の士気も低下してしまう可能性がある。ヒトや組織をマネジメントする際に、このように労務環境の整備に注力することにより、職員やチームのモチベーションと生産性を維持・向上させることにつながる。

　また、高齢化社会の到来や医療技術の進歩に伴い、医療機関が提供すべき医療内容は様々な内容が求められ複雑化している。こうした状況に対応するためには、幅広い専門性を持つ人材を確保し、組織内で適切に役割分担をする必要がある。採用活動や人材育成、キャリアパスの設計がうまく機能しなければ、優秀な人材の獲得と定着は難しくなり、結果として医療経営の安定性も損なわれる。組織全体を見ながら適材適所に職員を配置することを意識して、将来の医療ニーズに柔軟に対応する組織体制を整えることが不可欠となる。

　このように、ヒトや組織をマネジメントすることは、労働集約的な企業体である医療機関の経営の根幹を支える重要な要素であり、継続的な人材育成や組織づくりを通じて医療サービスの質と安全性を高め、社会的使命を果たすことに大きく貢献するのである。

40 組織行動論

POINT
- 「組織行動論」と「人的資源管理」がヒトや組織を扱う代表的な学問分野
- 組織行動論は「個人」と「集団」の両者に意識を向け、人間の行動メカニズムを解明
- チーム医療の強化、人材マネジメントの向上、リーダーシップ開発などに効果

　経営において、ヒトや組織を扱う学問分野としては、「組織行動論」(Organizational Behavior：OB) と「人的資源管理」(Human Resource Management：HRM) が代表的である。「組織行動論」は、組織内での人々の行動や心理、動機づけなどのメカニズムを解明し、組織の成果向上に生かすための学問領域である。これに対して、「人的資源管理」は企業が目標を達成するために必要な人材の確保、育成、評価、配置などを体系的に行う枠組みや手法を取り扱う領域である。組織行動論は人的側面の理解を深めつつ、個人や集団の相互作用、組織文化、リーダーシップなどを理論的に分析する側面が強く、人的資源管理は具体的な制度設計や運用に焦点を当て、経営戦略に合致するように人材を計画的にマネジメントする方法の解明に重きを置く。両者は互いに補完し合い、経営におけるヒトや組織のマネジメントに対して我々に多くの示唆を与えるものである。

　まず、組織行動論について深掘りする。企業や組織の中で勤務する人々の行動や心理、意思決定プロセスを、個人・集団・組織という複数の視点から分析・理解し、その知見を組織の成果向上や職員満足の改善に生かす学問領域が組織行動論である。具体的には、個人のモチベーションや態度、リーダーシップのスタイル、チームのダイナミクス、組織文化といった多様なテーマを取り上げ、それらが組織のパフォーマンスや人間関係にどのような影響を与えるかを総合的に検討する。組織行動論は「個人」と「集団」の両者を取り扱うため、その理解を深めるためにそれぞれの特徴を下にまとめておく。

個人 (Individual)
- **パーソナリティー**：性格特性や個人の行動傾向、情緒的傾向を指す
- **価値観や態度**：物事に対する好みや重要とみなす基準、組織や仕事に向かう姿勢
- **モチベーション**：人を行動に駆り立てる内的要因や外的要因を含む意欲の源泉
- **知覚と認知**：個々人が情報をどのように受け取り、処理し、意思決定するかのプロセス
- **感情やストレス**：日常的に生じる感情反応やストレスが行動や判断に及ぼす影響

集団（Group）

- **グループダイナミクス**：集団に属するメンバー間の相互作用や役割分担、集団規範の形成過程
- **チームワークとコミュニケーション**：目標の達成を目的とした情報共有や協働プロセスの質
- **リーダーシップとフォロワーシップ**：集団内でリーダーが担う指針提示や意思決定と、それを支える構成員（フォロワー）の行動
- **コンフリクト（対立）と協調**：メンバー間の意見や利益の衝突をいかに解消し、生産的な結果に導くか
- **集団規模と結束力**：集団の大きさやメンバー間の結びつきが、意思決定スピードや成果に与える影響

　これらを踏まえて、医療機関の経営者が組織行動論を学ぶ主なメリットをまとめておく。

- **チーム医療の強化**：医師、看護師、コメディカルスタッフなど、多職種連携の要となるコミュニケーションやリーダーシップを科学的に理解し、チーム医療の質を高めることができる。
- **人材マネジメントの向上**：個人の動機づけや感情、ストレス要因を把握することで、医療現場特有の負担を軽減し、離職率を下げ、スタッフの定着の促進が可能となる。
- **組織文化の醸成**：組織内の価値観や行動規範を形成・維持する仕組を把握し、自院の望ましい文化形成を進めることができる。
- **リーダーシップ開発**：リーダーが提示する行動やスタイルがスタッフのモチベーションや組織風土にどのような影響を与えるかを理解し、適切なリーダーシップを発揮できるようになる。
- **組織変革への対応力強化**：医療経営を取り巻く環境は常に変化しているが、組織行動論の知見を活用することで、変革プロセスの抵抗要因を予測・対処し、スムーズな改革を実現することができる。
- **意思決定・問題解決力の向上**：個人や集団の認知バイアスや対立構造などを理解することで、合意形成やコミュニケーションを円滑化し、組織全体の意思決定をより的確かつ迅速に行うことが可能となる。
- **医療の質と患者満足度の向上**：組織行動論の知見をもとにスタッフのモチベーションを高め、患者ケアにおける連携やサービス品質を改善することで、患者満足度の向上が期待できる。

　以上のように、組織行動論は「個人」と「集団」の両者に意識を向け、組織内の人々

の行動メカニズムを解明し、マネジメントの実践に生かすための学問として、ヒトや組織を扱う経営領域において極めて重要な役割を担っている。医療機関が競争力を維持・強化する上で、組織行動論の理論と実践を結びつけた継続的な取り組みは必須であると言える。

組織行動学と人的資源管理

	組織行動論（Organizational Behavior：OB）	人的資源管理（Human Resource Management：HRM）
扱う対象の範囲	組織内の個人・集団の心理や行動、モチベーション、リーダーシップ、コミュニケーションなどのメカニズム	採用、配置、評価、報酬、教育研修など、人材に関わる制度や施策全般
目的・ゴール	組織内の人々の行動原理を解明し、それを組織パフォーマンスやメンバーの満足度向上に生かすことを目指す	組織の目標達成に向け、人材を最適にマネジメントすることで、経営戦略を効果的に実行することを目指す
アプローチ・視点	個人や集団の心理学的要素や社会学的要素など、理論的・学術的な背景を重視する	制度設計や運用、評価基準など、やや実務寄りの視点で組織運営を考察する
主なテーマ	モチベーション理論、リーダーシップ理論、集団力学、組織文化と変革など	採用計画、処遇制度、能力開発、キャリア形成、労務管理など
生かし方	組織内の人間関係や行動を総合的に理解し、コミュニケーション促進やリーダーシップ開発に生かす	経営戦略に基づき、人材に対して具体的な施策を企画・実行し、組織能力を高める
理論と実務の位置づけ	理論を理解することで、個人や集団の行動改善や組織改革の可能性を探る	実務の管理・運用が主であり、組織目標達成のための具体的方法論を提供する

41 人的資源管理

POINT
- 組織目標の達成のため人材を最適に活用する仕組みなどを体系的に考え、実践する領域
- 代表的なプロセスは「採用」「教育」「評価」「処遇」「キャリア開発」
- 最終的に人の力で支えられる医療、人的資源管理が医療経営の根幹となる

　人的資源管理（Human Resource Management：HRM）とは、組織がその目標を達成するために、人材を最適に活用する仕組みや取り組みを体系的に考え、実践する領域である。採用、教育、評価、報酬、キャリア開発といった一連のプロセスを通じて、人材の能力やモチベーションを高め、適材適所で力を発揮させることを目的とする。人的資源管理においては、組織の戦略や目標に合わせて、必要とされるスキルや人員規模を計画的に設計し、そのための採用・育成プログラムを充実させることが重要となる。さらに、客観的かつ公平な評価・報酬制度の構築を行うことで、職員が納得して働く場を構築することが可能となる。近年は労働観の多様化、グローバル化などにより、多様なバックグラウンドや働き方を有する人材が増えており、人的資源管理の役割はますます拡大・重要化している。

　人的資源管理の代表的プロセスは下記の通りである。

①**採用**：組織が求める能力や専門性を備えた人材を確保するプロセス。組織のビジョンや価値観に合致する人材を見極めることが必要である。募集要項の作成、面接手法の設計、インターンシップの導入などが具体的な施策となる。これらの施策内で自組織に合った選考基準を明確にし、応募者との相互理解を深めることで、早期離職リスクの低減と職場定着の向上を図ることにつながる。特に、医療経営においては、採用プロセスの段階で将来的なキャリアやチーム医療への適性を見極め、職員同士の連携が円滑に行える人材を確保することがチーム運営の効率化や安定化につながる。

②**教育（研修・トレーニング）**：組織が必要とするスキルや知識、価値観を職員に身につけさせるプロセス。業務に直結したオン・ザ・ジョブ・トレーニング（OJT）や、専門性を深めるための座学などのオフ・ザ・ジョブ・トレーニング（Off-JT）の両面を充実させることが重要となる。個々のキャリアステージや職務に応じたプログラムを計画的に実施することにより、モチベーション向上と組織全体のレベルアップを同時に実現できる。特に、医療機関では、医療安全や感染管理など、医療機関特有の知識を共有する研修プログラムを充実させ、継続的にアップデートする

取り組みが求められる。

③ **評価**：職員の成果や行動を測定・分析し、組織目標との整合性を確認するプロセス。公正かつ透明性を維持することが、職員と企業間の信頼関係を構築する上で不可欠である。評価指標の明確化や評価者の訓練を通じて、主観的な偏りや不公平感を排除し、職員が納得感を得られる仕組みを整えることが重要となる。また、評価者から適切なフィードバックを行うことで能力の向上を促し、被評価者の意欲を維持する効果も期待できる。医療機関では、医療の質や医療安全が最重要事項となるため、これらを踏まえた医療倫理やチーム貢献度を多角的に評価する項目を設けることを忘れてはならない。

④ **報酬（処遇）**：職員が提供する労働や成果に対して、賃金やボーナス、福利厚生などの形で行われる報いを検討するプロセス。適切な報酬制度は、職員の満足感とモチベーションを高め、優秀な人材の確保・定着につながる。医療機関では、夜勤や緊急対応など、病院特有の勤務形態や内容に合わせた手当の充実も検討する必要がある。さらに、医療安全や地域貢献など、医療機関の理念と連動した報酬体系を入れる施設もある。また、非金銭的な報酬（やりがい・自己成長の機会）も重視する視点も無視してはならない。

⑤ **キャリア開発**：職員が将来的に目指す姿や職務を明確化し、その実現を支援するプロセス。個人の希望や強みに沿った配置転換や昇進、研修プログラムを用意し、組織内で多様な学習機会を提供することが求められる。例えば、専門医取得、認定看護師資格の取得等を医療機関が後押しすることで、職員の成長意欲が高まり、組織への帰属意識とエンゲージメントが強化される。経営戦略との整合性を図りながら、職員のキャリアパスを体系的に設計することが求められる。

医療機関では、多職種が連携して質の高い医療を提供する必要があり、医師や看護師、コメディカルなど、各専門職が適切に採用・配置・育成され、それぞれがモチベーション高く、その能力を最大限に発揮することが重要となる。また、公正な評価や報酬制度を整備することで、スタッフの定着率を高め、組織全体の生産性と医療の質を維持・向上させることが可能となる。医療は最終的に人の力で支えられるため、人的資源管理こそが医療経営の根幹の1つとなるのである。

42 リーダーシップ①

POINT
- 組織の方向性を示し、人々を動機づけて行動を促し、成果を生み出すプロセス
- 状況・組織・部下などの特徴によって大きく変化する複雑な概念
- 上下関係だけでなく、同僚同士や部門横断的な場でも発揮される場合も

　リーダーシップとは、組織や集団が共有する目的や方向性を示し、人々を動機づけて行動を促し、成果を生み出すためのプロセスやその手法である。経営学においては、リーダーシップは単なる個人の資質ではなく、組織の成果を左右する重要な要因として長らく研究されてきた。まずは、代表的な理論体系を紹介する。

特性理論 (Trait Theory)

　初期のリーダーシップ研究では、リーダーには生まれ持った特性や人格的資質があると考えられた。ラルフ・M・ストッグディル (Ralph Melvin Stogdill) らの研究が代表的である。特性理論では、「リーダーは生まれつき決まった資質（知能、誠実性、自信など）を持つ」とされ、それらを測定・特定しようとする試みがなされた。しかし、現実には特定の性格特性があれば常にリーダーになれるわけではなく、環境や状況による影響も無視できないという批判があり、この理論単独ではリーダーシップを十分に説明しきれないとされるようになった。

行動理論 (Behavioral Theory)

　特性理論への反省から、リーダーの「行動様式」に注目する研究が台頭した。オハイオ州立大学やミシガン大学の研究が有名であり、リーダーの行動を「構造づくり（タスク志向）」と「配慮（人間関係志向）」の2次元に分け、それぞれがどの程度組織成果に結びつくかを探求した。例えば、ブレイクとムートン (Blake and Mouton) が提唱した「マネジリアル・グリッド理論」は、リーダーの行動を「人への関心」と「生産（仕事）への関心」の度合いで分類している。このように、リーダーの行動パターンを理解・分析することにより、どのようなリーダー行動が望ましいのかを探るのが行動理論の特徴である。

状況理論 (Situational Theory)

　行動理論が示す「優れたリーダー行動」が、全ての状況において同様に効果的とは限らないという指摘から、状況理論へと発展した。代表例としては、フレッド・E・

フィードラー (Fred Edward Fiedler) の「コンティンジェンシー理論」や、ハーシィとブランチャード (Hersey & Blanchard) の「状況的リーダーシップ理論」が挙げられる。フィードラーは、リーダーと部下の関係やタスクの構造、リーダーの地位権限といった状況要因によって有効なリーダーシップ・スタイルが変化すると論じた。一方、ハーシィとブランチャードは、部下の成熟度 (能力と意欲) に応じてリーダーが「指示型」「コーチ型」「参加型」「委任型」を使い分ける必要があるとした。これらの理論では、リーダーシップを一枚岩の概念ではなく、状況やメンバーの状態に合わせて柔軟に調整する必要性を強調している。

パス＝ゴール理論 (Path-Goal Theory)

ロバート・J・ハウス (Robert J. House) が提唱したパス＝ゴール理論では、リーダーの主な役割は部下に「目標達成への道筋 (パス)」を明確に示し、障害を取り除き、支援を提供することでモチベーションを高めることだとされる。リーダーは主に「指示型」「支援型」「参加型」「達成志向型」の4つのスタイルを状況に応じて使い分ける。ここでも部下やタスクの特性が重視され、万能のリーダーシップ・スタイルは存在しないという前提の下、状況に適応するリーダーの柔軟さが求められている。

トランザクショナル・リーダーシップとトランスフォーメーショナル・リーダーシップ

シップジェームズ・M・バーンズ (James MacGregor Burns) やバーナード・M・バス (Bernard M. Bass) が提唱した理論である。

- **トランザクショナル・リーダーシップ (取引型)**：リーダーが報酬や懲罰を用いて部下の行動をコントロールし、組織の目標達成を図る形態である。明確なタスク管理や業績評価システムを整備し、成果に応じて報酬を与えることなどが代表例である。
- **トランスフォーメーショナル・リーダーシップ (変革型)**：リーダーがビジョンや価値観を共有し、部下に高い理想や目標を示すことで、内面的な動機づけを引き出し、組織に変革をもたらす。カリスマ性やインスピレーション、個別配慮などを通じてメンバーを成長させることに重点が置かれる。

職員の価値観の多様化や外部変化の激しい現代のビジネス環境では、職員の主体性や創造力を引き出すトランスフォーメーショナル・リーダーシップが特に注目されている。しかし、実務ではトランザクショナル要素とトランスフォーメーショナル要素を適切に組み合わせる「複合的リーダーシップ」が求められることが多い。

サーバント・リーダーシップ (Servant Leadership)

ロバート・K・グリーンリーフ (Robert K Greenleaf) が提唱したサーバント・リーダーシップは、リーダーがまずはフォロワー (部下) に仕え、彼らの成長や満足を最

大限に重視することで、組織全体を高めるという考え方である。近年は職員のエンゲージメントや心理的安全性が重視される傾向が強まっており、このリーダーシップ・スタイルの重要性が再認識されている。

　これまでの研究から分かるように、リーダーシップは単に「生まれ持った資質」や「1つの行動パターン」で測りきれるものではなく、状況・組織・フォロワーの特徴によって大きく変化する複雑な概念である。現代では、リーダーの役割は「組織のビジョンや目標を明確に打ち出し、人々の多様性や創造性を尊重しながら、内発的モチベーションを喚起し、成果を創り出す」プロセスと捉えられている。すなわち、「フォロワーのニーズを理解し、適切な支援と環境を整え、自らも学び成長しながら組織を導く力」がリーダーシップの中核と考えられる。

　また、リーダーシップは上下関係だけでなく、同僚同士や部門横断的なネットワークの中でも発揮される場合があるという視点も必要である。組織がフラット化し、知識労働やチーム単位のプロジェクトが増える現代社会では、リーダーシップを「特定の役職の人だけが発揮するもの」ではなく、「必要に応じて様々な人が役割を担い、状況に応じて最適にリーダーシップをシェアするもの」として捉える考え方がより一般的となるだろう。このようにリーダーシップは、従来の「リーダーがフォロワーを従わせる」関係性から発展し、「組織メンバー全員が協働して価値を創造する」ための要因として再定義されつつある。

　以上より、現時点でのリーダーシップの定義は「組織や集団の目標達成のために、リーダーやメンバーが相互に影響を及ぼし合いながら、ビジョンや価値観を共有し、メンバーの意欲や能力を最大化するプロセスである」とまとめることができるだろう。ただ、組織構造の変化や職員の価値観の多様化がさらに進んでいくと、今後もリーダーシップの概念は変遷していくことが考えられる。

トランザクショナル・リーダーシップとトランスフォーメーショナル・リーダーシップの違い

項目	トランザクショナル・リーダーシップ	トランスフォーメーショナル・リーダーシップ
基本概念	交換関係を基盤とした目標達成	高いビジョンや価値観を共有して変革を促進
フォーカス	タスクと短期的目標	内発的動機づけと長期的目標
主な手法	報酬・罰則、明確な指示	ビジョン共有、個別サポート
適用環境	安定した環境、日常業務	不確実な環境、変革期

43 リーダーシップ②

POINT
- 「方向づけ」や「変革」を意識し、組織を動かし成果を生み出す上で欠かせない要素
- 「安定的な運営」や「計画・組織化」を重視するマネジメントとは異なる概念
- 「人」という資源を最大化する点で共通、両者の機能がかみ合って組織は継続的に成長

リーダーシップとマネジメントはよく混同されることが多い。共に組織を動かし成果を生み出す上で欠かせない要素であるが、それぞれが担う役割や特徴は異なっている。一般的には、リーダーシップは「方向づけ」や「変革」を強く意識し、マネジメントは「安定的な運営」や「計画・組織化」を重視する。

まず、リーダーシップとは、組織や集団が共有する目的やビジョンを示し、人々の意欲を高め、行動を促すプロセスを指す。詳細は前述の通りであり、下記が代表的要素である。

- **方向づけ・ビジョン提示**：リーダーは将来の姿や目指すべき方向性を明確化し、それをメンバーと共有することで組織全体の目標意識を高める。
- **モチベーションの喚起**：報酬・罰則などの外部的要因ではなく、メンバーの内発的意欲を引き出し、自主性や創造性を高める働きが期待される。
- **変革と革新**：市場環境やテクノロジーが激しく変化する現代において、リーダーはイノベーションの牽引役を担う。既存のやり方にとらわれず、新たな価値創出を誘導できる視点が必要とされる。
- **対人的影響力**：リーダーシップは人間の行動原理に深く根差しているため、優れたコミュニケーションや対人スキル、フォロワーとの相互信頼関係の構築が欠かせない。

一方、マネジメントは、組織や部門を計画的・体系的に運営し、目標を達成するための仕組みづくりや業務遂行を指す。経営資源（ヒト・モノ・カネ・情報）を最大限に活用し、組織の効率化や安定的な成果創出を支援する領域である。下記が代表的要素である。

- **計画・組織化・統制**：マネジャーは戦略や目標に沿った具体的な計画を立案し、必要な人員や資源を配置し、進捗を管理・統制する役割を担う。
- **業務効率・安定運営**：業務フローの整備や問題解決、リスク管理など、日々の運営

を安定させるための枠組みをデザインし、組織のパフォーマンスを維持・向上させる。

・**制度設計・評価**：公平な評価制度や報酬体系の整備など、人々が納得して働ける制度を設計し、組織の目標達成に導く。

・**データ分析と意思決定**：経営指標や各種レポートを分析し、迅速かつ適切な意思決定を行う。

これらを踏まえて、以下にリーダーシップとマネジメントの共通点と相違点を整理しておく。

【共通点】

・**組織目標の達成を支える**

　・リーダーシップとマネジメントはアプローチこそ異なるものの、最終的には組織が求める成果を出すための重要な要素である。両者の機能がかみ合うことで、組織は継続的に成長できる。

・**人の力を生かす**

　・リーダーシップにおいてはフォロワーのやる気や創造性、マネジメントにおいては人材の最適配置や育成・評価が重視される。いずれも「人」という経営資源を最大化する点で共通する。

・**意思決定における役割**

　・両者とも、組織における方向づけや問題解決、リソースの配分といった意思決定に直接・間接的に強く関与する。規模や階層こそ異なる場合もあるが、意思決定をより良くするという点で共通する要素がある。

【相違点】

・**目的とアプローチ**

　・リーダーシップはビジョンや方向性を提示し、人々の意識を変革に導くことに重きを置く。

　・マネジメントは計画や組織化を通じて目標達成を目指し、安定と効率性を重視する。

・**関係性の側面**

　・リーダーシップは、メンバーとの信頼関係やコミュニケーションが原動力となる。共感や鼓舞、個別配慮といった感情的・感性的要素が大きい。

　・マネジメントは、組織構造や職務分掌に基づき、権限と責任を明確化する。公式な制度やルールが基盤となる。

・**焦点の時間軸**

　・リーダーシップは中長期的な視点で、未来志向や変革志向を描くことが多い。

　・マネジメントは短期から中期における具体的かつ目前のタスクや目標管理に優位性がある。

・**期待される能力・手法**
  ・リーダーシップはカリスマ性、コミュニケーション能力、ビジョンメイキングなど、「人を惹きつけ、動かす力」が求められる。
  ・マネジメントは計画立案・予算管理・組織設計など、事務的・制度的要素への理解や論理的思考、管理技術が求められる。

　現代の複雑な経営環境では、リーダーシップとマネジメントを対立概念として捉えるのではなく、相互に補完し合うものとして活用することが望ましい。変化が激しい領域では、先導役となるリーダーシップが欠かせないが、同時に組織として持続可能な仕組みを整え、成果を確実に積み上げるマネジメントも重要である。

　医療経営の分野においても、厳しい経営環境の中で、リーダーシップとマネジメントをうまく両立させることで、変革と安定、創造性と効率性を兼ね備えた組織づくりを目指す必要性が高まっている。いずれも医療機関が成果を生むために重要な機能であるため、両者のバランスを取りながら、中長期的な成長と短期的な安定運営の両立が可能となる。

リーダーシップとマネジメント

	リーダーシップ	マネジメント
目的	組織の成果を上げる	組織の成果を上げる
能力	・成果を上げるために、メンバーを導いていく能力 ・危機を乗り切る能力	・成果を上げるために、手法を考え組織を管理する能力 ・決定済みの目標を確実に達成するための能力
スタート	ビジョンを設定	計画の立案と予算策定
発揮タイミング	新たなプロジェクトや事業を始めるとき／組織の活動が停滞したとき	企業や組織としての方針が定まった後
チームビルディング	チームメンバーを鼓舞・統合	組織化と人材配置
人材への向き合い方	動機づけ	コントロール／労務管理
時間軸・空間軸	長期・大局	短期・現場
役職の有無との関係	立場や役職にかかわらず発揮されるもの	役職を持った立場の者が組織を管理する手法

44 エンパワーメント

POINT
- メンバーに権限等を委譲し意思決定に参加させ、主体性を高めて能力を引き出す仕組み
- 意思決定の迅速化、職員のモチベーション向上、イノベーションの促進などの効果
- 任せっ放しではなく、判断や行動をしやすいように必要な権限とサポートを整備する

エンパワーメント (Empowerment) とは、組織やチームにおいて職員やメンバーに権限や責任を委譲し、意思決定に参加させることで、主体性を高め、能力を引き出す仕組みや考え方を指す。権限委譲と訳される場合もあるが、権限委譲は具体的なタスクや責任を部下やメンバーに割り振る行為であり、エンパワーメントはそれに加えて部下の自律性や能力開発を支援し、成長を促進するプロセスである。エンパワーメントは権限委譲の進化形ともいえ、個人やチームが自律的に問題を解決し、価値を創造できるよう支援することに重点を置いており、職員の内発的な動機づけを高め、組織全体のパフォーマンス向上を目指す概念を内包しているものである。

経営におけるエンパワーメントが必要な理由はいくつかあるが、代表的なものは下記である。

- **意思決定の迅速化**：現代の経営環境では変化が激しく、迅速な対応が求められる。権限を現場に委譲することで、迅速な意思決定が可能となる。
- **職員のモチベーション向上**：自分の仕事に対する責任感や達成感が高まることで、職員のエンゲージメントやモチベーションが向上する。
- **イノベーションの促進**：職員が自律的に考え、行動することで、創造的なアイデアや新しい価値が生まれやすくなる。
- **組織全体の能力向上**：委譲された職員のスキルや知識が育成されることで、組織の競争力が強化され、持続可能な成長が可能となる。
- **マネジメント層の負担軽減**：エンパワーメントにより、管理職は戦略や全体的な方向性の策定に集中できるようになる。上司が価値を創造するには、重要性の高いタスクに時間を投下すべきだが、緊急性の高いタスクがそれを阻むことが多い。134ページの図のように、エンパワーメントによって、部下に緊急性は高いが重要性は低いタスク（③）を任せて、上司はそれによって浮いた時間を付加価値の高いタスク（②）に投下できるようにする。

医療経営においては、医師や看護師、薬剤師、放射線技師、リハビリスタッフ、事

務スタッフなど、専門性や職務範囲が多様な人材が連携し、それぞれの立場で患者に最適な医療サービスを提供する必要がある。そのため、一部の管理職や専門職だけに意思決定や業務を集中させるのではなく、現場のスタッフが自主的に動き、必要に応じて判断・行動できることが求められる。重要な点は、単なる「業務の任せっ放し」ではなく、現場スタッフが判断や行動を行いやすいように必要な権限とサポートを整備することである。その際に、管理職やリーダーが適切に部下やメンバーを導き、必要な支援を提供するプロセスを意識し、リーダー自身が「任せてみる勇気」や「チャレンジを歓迎する姿勢」を示し、チームに安心感を与えることで、メンバーは自信を持って自律的に行動できるようになる。

　エンパワーメントの最中に、メンバーが困難に直面した際の相談先やリソースを確保しておくことも重要である。また、自律的に行動したくても、部下やメンバーに実行のために必要なスキルや知識が不足していれば成果を上げるのは難しいため、部下やメンバーに対して計画的な研修や学習機会を提供し、業務遂行能力を高めることが求められる。具体的には、実務に直結したOJTや外部セミナーへの参加支援、資格取得補助などを通じ、上司や管理職はメンバーが安心して判断・行動できる環境を整えなければならない。そして、部下やメンバーが自律的に行動して成果を出した際は、リーダーがその努力を認め、正当に評価していく。必ずしも金銭的報酬だけでなく、仕事のやりがいやキャリア形成の機会、上司や他メンバーからの称賛など多面的な報酬を組み合わせると効果的である。承認と評価が十分に行われないと、モチベーションが下がり、せっかくのエンパワーメント施策の効果が低下してしまう恐れもある。

　ただ、医療機関でのエンパワーメントは、業務内の様々な行為に専門資格が必要な場合もあるため、職種間を越えてのエンパワーメントは、法的根拠の確認と責任の所在の明確化が必要な場合もある。臨床現場は人命を預かる場であるがゆえに慎重さが求められる半面、現場レベルで素早く判断しなければならない場面も多く、エンパワーメントのさじ加減が一般企業よりは難しい。

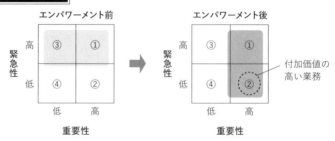

エンパワーメントによる管理職の変化

45 モチベーションとインセンティブ

POINT
- モチベーションは自発的に行動を起こすための内的な動機で、業務効率化などにつながる
- インセンティブは組織などが与える報酬や刺激で、モチベーション向上の手段の1つ
- 「マズローの欲求段階説」「ブルームの期待理論」などが代表的なモチベーション理論

　モチベーションとは、人が自発的に行動を起こすための内的な動機を指す。個人の価値観、目標、興味、達成感といった要因が関与し、「やりたい」「成し遂げたい」と思う感情が原動力となる。職員のモチベーションが高いと、生産性が向上し、業務効率が改善され、職員が自律的に行動し、創造的な提案や改善策が生まれやすくなる。また、職員満足度が向上し、離職率の低下や優秀な人材の定着につながる側面もある。インセンティブとは、組織や第三者など外部から与えられる報酬や刺激で、金銭的な報酬、昇進、表彰、福利厚生などが含まれる。インセンティブは、特定の行動を促したり、目標達成を奨励するための外発的な手段として活用され、人々のモチベーションを高めるための手段として機能する。代表的なモチベーション理論を紹介する。

マズローの欲求段階説 (Maslow's Hierarchy of Needs)

　エイブラハム・H・マズロー (Abraham Harold Maslow) は人間の欲求を5つの階層に整理した。下位から順に、生理的欲求、安全の欲求、所属と愛の欲求、承認の欲求、自己実現の欲求である。下位の欲求がある程度満たされると、より上位の欲求が動機づけの中心になると考えた。職場環境では、給与などの基本的条件が整うことで高次の成長やキャリア形成への意欲が高まり、モチベーションの継続や向上に寄与する理論として知られている。

ハーズバーグの動機づけ衛生理論 (Herzberg's Two-Factor Theory)

　フレデリック・ハーズバーグ (Frederick Herzberg) は仕事への満足要因と不満要因を区別した。衛生要因 (給与、労働条件、人間関係など) が整わないと不満が生じるが、整っていても満足感やモチベーションに大きく寄与するわけではない。一方、動機づけ要因 (達成感、責任、やりがいなど) は、満足や意欲を高める原動力となる。衛生要因の改善だけでなく、動機づけ要因を充実させる取り組みも重要だと説いた。

マクレランドの欲求理論 (McClelland's Theory of Needs)

　デイビッド・C・マクレランド (David Clarence McClelland) は、主に3つの欲求が

人間の行動を駆り立てると主張した。具体的には、達成欲求（Achievement）、権力欲求（Power）、親和欲求（Affiliation）である。達成欲求の強い人は challenging な目標を好み、権力欲求の強い人は影響力やリーダーシップを重視し、親和欲求の強い人は人間関係を大切にする。個人がどの欲求を強く持つかを理解することで、より効果的なモチベーション施策が立案できると考えられている。

ブルームの期待理論（Vroom's Expectancy Theory）

ヴィクター・H・ブルーム（Victor Harold Vroom）は、モチベーションを「期待（Expectancy）」「道具性（Instrumentality）」「価値（Valence）」の3要素の組み合わせで説明した。期待とは「努力が成果につながる確信度」、道具性とは「成果が報酬につながる確信度」、価値とは「その報酬の魅力度」を指す。3要素が全て高い時に人は強い動機を抱くとされ、目標管理や評価制度の設計に応用される理論としてよく知られている。

　このように、モチベーションは内発的な要素が中心で、自己の目標や価値観に基づいて行動が持続する。一方、インセンティブは、外的な報酬を通じて人々の行動変容を促すための手段として機能する。職員が「仕事を通じて自己成長したい」という理由で努力を続ける場合はモチベーションによるものだが、「目標を達成すればボーナスが得られるから」という理由で行動する場合はインセンティブによるものと言える。
　5つの代表的インセンティブを紹介する。

①**金銭的インセンティブ**：ボーナスや成果給などが代表例。例えば、外来患者数の目標を達成した場合に追加報酬を支払うなど、職員の業績向上を直接的に促す。

②**昇進・キャリアパス**：地位や責任を高める報酬。例として、優秀な成績を挙げた職員を管理職に昇格させ、権限と裁量を付与するケースがある。

③**表彰制度・栄誉インセンティブ**：院内表彰やアワードなどが典型。目標達成者を表彰する場を設けると、承認欲求が満たされ、モチベーションを高める効果がある。

④**福利厚生・待遇向上**：社宅や特別休暇などの充実が代表的。スポーツジム利用料の補助なども挙げられ、健康維持と仕事の両立を支援し、職員満足度を高める。

⑤**自己啓発支援**：研修費用補助や留学制度などスキルアップを支援する仕組みもインセンティブとなる。例えば資格取得費用を医療機関が負担するなど、将来のキャリア形成を後押しし、自己実現欲求を高めることに寄与する。

　組織運営では、モチベーションとインセンティブを効果的に組み合わせることで職員の働きがいをアップさせることが可能となる。インセンティブは一時的に行動を引き起こす効果があるが、長期的な行動の持続には内発的モチベーションがより重要である。従って、内発的動機を高める環境を整えつつ、インセンティブを適切に設けることで、短期的な行動促進と長期的な意欲向上を両立させることができる。

46 パワー

POINT
- 組織内で特定の目的を達成するために他者や組織に影響を与え、行動を促す能力
- 地位や役職、専門知識、人間関係、報酬や制裁を与える能力などが該当
- 様々なパワーの源泉を持つ人が複数集まり、協力して相互補完するのが現実的

第6章 人・組織

　経営におけるパワー（Power）とは、組織内で特定の目的を達成するために他者や組織に影響を与え、行動を促す能力や力を指す。パワーは地位や役職、専門知識、人間関係、報酬や制裁を与える能力など、多様な源泉から生まれる。これはリーダーシップの一部を構成する重要な要素でもあり、リーダーが組織やチームを適切に導き、目標達成に必要な行動を引き出すための原動力として機能する。

　パワーに関しては、ジョン・R・P・フレンチ（John R. P. French）とバートラム・ラーベン（Bertram Raven）が「社会的権力の5つの源泉（Power Source）」を提唱した。強制力（力に依拠）、報酬力（インセンティブに依拠）、正当権力（ヒエラルキーに依拠）、同一視力（所属に依拠）、そして専門力（知識の権威に依拠）を「5つの源泉」として示した。

①強制力（Coercive Power）

　罰則や制裁、解雇などの職員にネガティブな結果を与える能力に基づく権力である。メンバーに対して「従わなければ処罰される」という脅威を与えることにより、行動をコントロールする。例えば、医療機関において、厳格な診療科部長が若手医師に対して「外来患者数の目標に届かなければ減給する」と通告する場合、若手医師は恐れから従わざるを得ない。しかし、強制力の過度な乱用は、メンバーの士気低下や対立の激化、離職率の上昇を招きやすい。また、短期的には効果を発揮しても、長期的には組織への忠誠心や信頼関係を損ないかねないため、慎重な行使が求められる。

②報酬力（Reward Power）

　組織や管理職が、部下やメンバーに対して報酬を与える能力に基づく権力である。昇進や昇給、ボーナス、表彰などの金銭的・非金銭的な報酬を行使することにより、人々を動機づける。例えば、院長が救急車応需率の目標達成者に特別ボーナスを支給する制度を導入すれば、メンバーはその報酬を得るために努力を強化する。この権力は一定の効果をもたらすが、報酬がなくなったり魅力が低下したりすると、モチベーションが下がる可能性がある。また、外的な報酬だけでチームを動か

137

そうとすると、内発的動機づけ（やりがい・自己成長など）が弱まるリスクも指摘されている。

③ **正当権力 (Legitimate Power)**

組織や社会が正式に付与した地位や役職に基づく権力である。上司や管理職といった役職者が職務命令を出す際、メンバーは「上司の命令や組織のルールには従う義務がある」と考えるため、その指示に従いやすくなる。例えば、病院長が理事会から正式に任命されている場合、医師や看護師は院長の指示を受け入れる義務感を抱く。この権力は役職や肩書きを根拠とするため、地位が変わったり組織を離れたりすると弱まることが多い。また、正当権力に過度に依拠すると、形式的な上下関係ばかりが強調されてしまい、柔軟なコミュニケーションや自発的な協力が損なわれる恐れもある。

④ **同一視力 (Referent Power)**

相手に対して、個人の魅力やカリスマ性、尊敬・憧れなどを抱かせる人間性に基づく権力である。メンバーが「この人のようになりたい」「この人に認められたい」と思うほど、その人物の意見や指示に従う度合いが高まる。例えば、カリスマ的な看護師長が自分の信念やビジョンを情熱的に語ると、多くの看護師が共感して自発的に協力するケースが考えられる。この権力はリーダーの人格的要素に根差しており、役職がなくても人を動かすことができる半面、信頼関係が崩れると一気に失われるリスクも高い。

⑤ **専門力 (Expert Power)**

専門知識や高度なスキル、経験に基づく権力である。特定の領域で高い専門性を持つ人物は、周囲から信頼や敬意を集めるため、その助言や判断に従おうとする傾向が強まる。例えば、病院のチーム医療において、難易度の高い手術を数多く成功させている外科医は、その専門性を背景に治療方針に関して大きな発言力を持つ。技術職の世界ではこの専門力がパワーとして大いに影響を持つことが多く、たとえ肩書無くても、人間的に幾分の問題があっても、技術職としての能力や技術がピカイチであると、チームがついてくるようなパターンである。

　このようにパワーは複数あり、それぞれの行使は、状況や目的に応じて適切に実施することが重要である。肩書をひけらかして正当権力に頼りすぎると対立を生むリスクがある一方、同一視力や専門力を活用することで、肩書がなくても信頼や尊敬を基盤とした持続的な影響力を築くことができる。1人の人間が全てのパワーを持っていることが望ましいが、現実的には難しい。よって、医療経営の現場では、必ずしも1人で全てのパワーの源泉を兼ね備えている必要はなく、様々なパワーの源泉を持つ人が複数集まり、協力して相互補完しながらパワーを行使すればよいという考え方が現実的である。

下のケースの登場人物になったつもりで、本書で解説した知識やフレームワークなど
を活用して課題の分析等を行ってみてください。事例を通じて様々な視点から問題を
眺めることで、経営的統合力が身につくことを期待できます。

Case ┃ こすもす病院 消化器外科

　急遽、前任の部長が体調不良で辞職となったこすもす病院の消化器外科では、部長
のポストが不在のまま今に至っている。残った7人の消化器外科医の中で、年次が一
番上の奈良誠二が取りまとめ役として現状では動いている。7人は年齢が28～35歳
で年次はそれほど離れておらず、出身大学は各々異なっており、当院の消化器外科に
来てから互いを初めて知った間柄である。前任部長の時代には副部長や医長はおら
ず、年次の違いはあるものの部下全員が平職員として横並びであった。7人のメン
バーを見ておこう。

1. **奈良誠二**：35歳、医師11年目、外科専門医、消化器外科専門医。実直、無口、控え
   めなコツコツ型タイプ、手術の腕は平均的レベル
2. **山口　滋**：33歳、医師9年目、外科専門医、消化器外科専門医。コミュニケーショ
   ン能力に長け、院内委員会の活動に積極的、落ち着いた雰囲気で周りからの信頼
   が熱い、手術の腕は中の下レベル
3. **岡山　優**：33歳、医師9年目、外科専門医、消化器外科専門医。手術件数・受け持
   ち患者数トップ。自他ともに認める腕の良さで外科学会からも若手の優秀術者と
   して表彰
4. **滋賀雄二**：31歳、医師7年目、外科専門医。お調子者でムードメーカー、社会保険
   労務士資格を保持、手術の腕は平均的レベル
5. **秋田曜子**：30歳、医師6年目、外科専門医。子育て中で時短勤務、論理的思考が得
   意、手術の腕は上の下レベル
6. **山形　徹**：30歳、医師6年目、外科専門医。不器用で自分でも「外科医に向いてい
   ない」と話す
7. **土佐大輔**：28歳、医師4年目、外科専攻医。高い野心があり、症例をガツガツ積みた
   いタイプ

　奈良はリーダー役を自ら買って出るほどの積極性はなく、年次が上という理由で暫
定的なまとめ役となっている。前任部長が58歳と年齢もかなり上だったこともあり、
部下たちを1人でまとめ上げ、のびのびと育ててきた。その結果、自主性が強く、自
己主張が比較的強い医師が多い。そんな中、科内である問題が起こった。人事考課の

139

時期であり、7人の消化器外科医の評価をどうするかの議論となったのだ。病院から
は「まずは科内で対応するように」と言われている。

「せんえつですが、私が評価をしましょうか？」と奈良が切り出した。
「うーん、奈良先生は別に役職者じゃないので、私たちを評価するのは変じゃないで
すか？」
「手術件数も受け持ち患者数も岡山先生が一番なので、岡山先生がいいんじゃないで
すか？」
「いや、手術件数は外科医の評価の一部でしょう。手術がうまいだけで、評価者にな
るのは違和感が……」
「じゃ、次の部長が決まるまで、今回は評価なし、でどうでしょう？」
「そういうわけにはいかないよ、だって、この評価で賞与の査定が変わるんだから。
言いたくないけど、僕は忙しい中、評価に影響する学会発表数や論文数も増やしてき
たんだし」
「きつい言い方ですけど、自分より手術が下手な人からだけは評価されたくないな
あ、僕は」
「全員がそれぞれを評価する360度評価のような仕組みはどうかしら？」
「それって、誰が集計して誰が院長に報告するの？ その人は全員の評価が見られるっ
てことだよね」

　みんな、思いはそれぞれのようだ。前任部長というリーダーが急にいなくなった消
化器外科を誰がどのようにしてまとめていけばよいのだろうか？

▶設問
「パワー」の視点を含めて消化器外科の問題を上げ、病院としてどのようにマネジメ
ントすべきか考えてください。

47 集団メカニズム

POINT
- 組織内に形成された集団が機能し、成果を生み出す過程や背後にある仕組みのこと
- 「規範」「規模」「役割」「地位」「凝集性」「多様性」からメカニズムを考える
- ターゲット集団をどう効果的にマネジメントしていくか、経営者の手腕が問われる

　集団メカニズムとは、組織内で集団（チーム・部門・委員会など）が形成され、機能し、成果を生み出す過程やその背後にある仕組みを指す。集団がどのように協力して、問題を解決し、目標を達成していくかを理解することは、組織運営やチームのパフォーマンス向上において非常に重要な視点である。医療機関では組織内にもいくつもの集団が存在し、それぞれの集団がほかの集団と協調して、院内業務を行っている。集団同士の協調もあれば摩擦も起こり得るため、集団の理解は円滑な業務の遂行にも重要である。

　集団メカニズムを考える上で、集団に関する基礎的事項を押さえておく。

- **規範**：集団内で共有される行動や考え方の基準。メンバーが何を良しとし、どのように振る舞うべきかを暗黙的・明示的に示すため、組織やチームの安定性に大きく寄与する。ただし、過度に厳しい規範は個人の自発性や柔軟な行動を阻害することもある。
- **規模**：集団の人数や組織の大きさを示す。小規模ではメンバー間のコミュニケーションが円滑に進みやすく、意思決定が素早く行われる利点がある。一方、大規模な集団は多角的な専門性を結集できるが、意見の集約や連絡調整が複雑になりやすい。
- **役割**：集団の中で各メンバーが担うべき機能や責任を示す概念。例えばリーダーは方向性を示し、サポート役は他者のフォローを行うなど、すべき役割が明確になることで協調や効率が高まる。しかし、固定化された役割分担は多様な視点や成長機会を狭める恐れもある。
- **地位**：集団内における序列や評価によって決まるメンバー間の位置づけを指す。例えば、診療部長、師長、プロジェクトリーダー、委員長といった高い地位を持つ人物の意見は重んじられやすい。一方、地位が低いと発言力が弱まり、アイデアを生かしにくい状況が生じる可能性もある。
- **凝集性**：集団のメンバー同士がどの程度強い結びつきや一体感を持つかを示す。凝集性が高いと、集団内の協力やサポートが活発になり、目標の達成に向けて結束

141

力が強まる。一方で、集団内部の凝集性が高過ぎると、外部情報への閉鎖性や過度な同調圧力、排他傾向が働き、創造性や批判的思考が抑制されてしまう可能性もある。

- **多様性**：メンバーの性別、年齢、専門性、文化的背景などが互いに異なる状態を指す。異なる視点や様々な専門性が集まることにより、革新的なアイデアや問題解決が生まれやすくなるメリットがある。ただし、多様性が行き過ぎると自分勝手な行動をするメンバーが目立つようになり、コミュニケーションの齟齬や価値観の対立が増えるリスクもある。

医療機関では、集団として様々な案件を検討して方針・方向性などを決定することが少なくない。例えば、経営会議での戦略策定、病棟運営会議での方針決定、各種委員会での様々な決定事項などがある。そこで、集団で意思決定を行うメリットとデメリットを整理しておく。

主なメリットとしては、多様な知識や経験が結集し、問題に対して多角的な視点からアプローチできる点が挙げられる。これにより、個人では見落としがちなリスクやアイデアを発見しやすくなる。また、メンバー同士が協力して決定を下すことにより納得感が生まれ、実行段階での抵抗が少なくなる利点もある。さらに、意思決定プロセスを共有することでメンバー同士の結束力が高まり、組織全体のモチベーション向上にも寄与する。

一方、デメリットとしては、意見が対立しやすく、合意形成に時間と労力がかかることが挙げられる。また、責任の所在が曖昧になりやすく、失敗時の責任転嫁が集団内で発生するリスクもある。特に問題となるのが「グループシンク（集団思考）」である。これは、結束力が強すぎたり、リーダーが強い影響力を持ち過ぎたりする状況下で、批判的な意見が出にくくなり、集団全体が安易に合意へ向かう現象を指す。グループシンクを防ぐには、意図的に異なる立場の意見を取り入れたり、建設的な批判を意識して受け入れたり、リーダーが意図的に意見を引き出す工夫をしたりすることが大切である。

また、グループシフトにも注意すべきである。グループシフトとは、個々のメンバーの意見よりも、集団で意思決定を行うことで極端な方向へ意見が偏る現象を指す。一人で意思決定するよりも責任の所在が不明瞭になりがちな集団の方が思考が極端になりやすくなるために起こる。例えば、医療機関の経営会議でコスト削減策を議論している場面を考える。最初は「無駄を省くべきだが、患者の安全は最優先」と慎重な意見が多かったものの、議論が進むにつれ、「思い切った削減が必要だ」といった意見に流され、全体としてより過激な削減案へとシフトしていき、患者ケアに影響を及ぼしかねない意思決定がなされてしまう。グループシフトを避けるためには、感情や雰囲気に流されず、客観的なデータや実例を重視したり、時間を置いて再評価す

ることなどが重要である。

　さらに、医療機関内には「公式集団」と「非公式集団」が存在する。公式集団は、医療機関内の診療科や病棟、看護部、薬剤部などが該当する。正式な指揮系統が存在し、集団内の役割分担が明確であり、上司・部下やリーダー・メンバーの階層的関係が明示されていることが特徴である。業務目標や職務内容がある程度文書化され、組織内の規則や方針に従って活動が行われるため、責任の所在や評価基準が比較的分かりやすい。

　これに対して、非公式集団は、スタッフ同士で自然発生的に作られる勉強会グループや、同じ課題を抱える人々が自発的に議論する集まりなどが挙げられる。組織の正式な枠組みに捉われず、信頼関係や共通の関心によって結びついているのが特徴である。公式な指揮系統は存在しないが、メンバー同士の協力や情報交換が活発に行われることにより、業務の円滑な遂行、職員個々のスキルアップ、職場の雰囲気向上に寄与する。多くは公式集団内で非公式集団が形成されるパターンが多く、例えば、A病棟（公式集団）で若手グループ（非公式集団）や勉強会グループ（非公式集団）が集まるような形である。

　医療経営は各種集団の集合体である組織を動かす必要がある。院内で発言力の高い集団を同定し、それらをどうマネジメントするのか、または院内の活性が低い集団をどうやってアクティブにしていくのかなど、いずれの集団も院内では重要な役割を担っているため、どのようにターゲット集団を選び出し、それらを効果的にマネジメントしていくか、経営者や管理職の手腕が問われる。だからこそ、集団メカニズムの基礎知識を踏まえつつ、それぞれの集団の内情や意思決定の特徴などを把握し、組織全体にとっての最適な集団マネジメントを考えていくことが有益である。

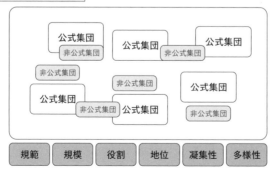

48 チーム医療とチームビルディング

POINT
- チーム医療で患者への多面的なアプローチやリソースの最適化、業務効率化などが可能に
- 「チームの発達段階モデル」を意識しながら的確にチームビルディングを
- 多様なスキルや視点を持つメンバーを意図的に組み合わせることがポイントに

　医療機関ではチーム医療という言葉をよく耳にする。チーム医療とは、多様な専門家が集まって協力し、患者の治療やケアを総合的に提供する医療提供体制を指す。チーム医療を推進することで、患者の疾患や状況に応じた多面的なアプローチが可能になり、患者への質の高い包括的なケアの実現に寄与する。また、各専門職が相互に補完し合い、情報共有を徹底することで、ミスや見落としを防ぎ、医療安全が向上する効果もある。さらに、役割分担が明確になるため、時間やリソースを最適化し、1人に過度の負担が集中しないため、業務効率の向上やバーンアウト防止にもつながる。具体的なチームとして、緩和ケアチーム、周産期医療チーム、感染対策チーム(ICT: Infection Control Team) など、多くの公式・非公式チームが院内で活躍している。では、これらチームが効果的に機能するためには、どのようにチーム作り（チームビルディング）を行えばよいのだろうか。

　チームビルディングの代表的な理論の1つとして、タックマン(Bruce W. Tuckman)が提唱した「チームの発達段階モデル」が挙げられる。このモデルでは、チームが形成されてから成果を上げるまでに以下の5段階を経るとされている。

①**形成期(Forming)**：メンバーが初めて集まり、役割や目的を模索する段階である。表面的な協力が見られるが、まだ関係性は浅い。

②**混乱期(Storming)**：意見や価値観の違いが表面化し、対立や摩擦が生じる段階である。この時期を乗り越えるためには、リーダーシップやコミュニケーションが重要となる。

③**統一期(Norming)**：役割分担やルールが明確化し、メンバー間で信頼や協力が育まれる段階である。ここでチームの一体感が生まれていく。

④**機能期(Performing)**：メンバーが高いレベルで協働し、効率的に目標を達成する段階である。チームとしての生産性がピークに達する。

⑤**散会期(Adjourning)**：プロジェクトや目的が達成され、チームが解散する段階である。この段階では成果を振り返り、次につなげる学びを得ることが重要である。

　例えばこの流れをベースに、院内で感染対策チームを新規に立ち上げるケースをま

とめてみる。

　まず、形成期 (Forming) では、新たに招集された医師、看護師、薬剤師、検査技師、事務スタッフなど多職種が集まり、感染対策チームの目的や役割分担を探り始める段階である。メンバー同士は互いをよく知らず、表面的なやり取りに終始しがちであるため、リーダーはチームのミッション（例：院内感染率の低減）や活動方針、目標数値などを明確に提示する必要がある。ここでの注意点は、業務範囲や責任所在を曖昧なままにしないことであり、その克服方法としては初回のオリエンテーションで役割を優先的に決めることが挙げられる。

　次の混乱期 (Storming) では、メンバーの専門性や意見の違いが顕在化しやすい。例えば、感染症医が「抗菌薬の使い過ぎはよくない」と主張する一方、外科医は「術後感染を防ぐために念入りに使いたい」と考えるかもしれない。この段階では対立や衝突が起こりやすいものの、組織としてはむしろ多様な意見を尊重し、院内感染対策における優先順位を決める上で有益な議論にしていく必要がある。ここでの注意点は、感情的対立に発展しないよう、リーダーが適切なファシリテーション技術を用い、根拠に基づくエビデンスを求めながら建設的な議論へ導く。

　続く統一期 (Norming) では、混乱期で洗い出された問題や意見を基に、チーム内の役割やプロセスが再定義される。例えば、感染症医は治療方針の院内ガイドライン作成を主導し、看護師は衛生管理の徹底状況をチェックする項目を洗い出し、薬剤師は抗菌薬の使用実績をモニタリングするといった形で、具体的な担当範囲が整理される。ここではメンバー同士が信頼関係を育み、チームの一体感が醸成されることが鍵となる。注意点としては、各職種の貢献を正しく評価し、情報共有をスムーズに行うことである。

　機能期 (Performing) では、チームが高いレベルで協力し合い、柔軟かつ効率的に院内感染対策を実施できる状態になる。例えば、新興感染症が流行した際に、素早くガイドラインを改定し、スタッフ向けの研修やマニュアル配布を短期間で実施できるなど、実務面での成果が顕著に表れる段階である。ただし、この段階に至っても、油断すると細部の抜け漏れが生じたり、マンネリ化するリスクがあるため、継続的な改善提案や研修、症例検討会を重ねるなど、チームとしての活性を保つ取り組みが必要となる。

　最終的に、プロジェクトが終わった際やメンバー構成が変わる際に訪れる散会期 (Adjourning) では、これまでの活動を振り返り、成功事例や課題を整理する。院内感染の推移やスタッフ教育の評価などをレビューし、成果と改善点を次の段階へ継承する仕組みを整えていく。

　なお、チームを作る際にメンバー選定には注意が必要である。単に役職者や臨床的に優秀な人材をそろえるだけでなく、多様なスキルや視点を持つメンバーを意図的に選定して組み合わせていく。例えば、チームリーダーには、リーダーシップや企画力

に長けていることに加え、実行力や経験を持ち、粘り強く困難を乗り越えられる人が好ましい。さらに、チーム内で役割が重複しないよう専門性をはっきりさせると同時に、コミュニケーション力や柔軟性などのソフトスキルをある程度持つメンバーを基本とする。そのほか、チーム作りにおけるTIPS（ヒント・アドバイス）を図にまとめておく。

チームの発達段階モデル

形成期 Forming	混乱期 Storming	統一期 Norming	機能期 Performing	散会期 Adjourning
チームが形成される	ぶつかり合う	共通の規範が形成される	チームとして成果を出す	チームの終結

チームビルディングで重要な TIPS（ヒント・アドバイス）

着眼点	具体的なアクション
文書化	**【役割と責任範囲を「文書化」する】** チームメンバーごとに「私の役割カード」を作成する。そこに「担当業務」と「どのような状況で誰に報告するか」などを明記しておく。自分がどこまで判断してよいか、次のフローを誰につなぐかが可視化され、相互の混乱や職域の衝突を減らす。
デイリーミーティング	**【短時間で行う「デイリーミーティング」の導入】** 毎朝5〜10分、部門を超えたメンバーが集まり、患者の進捗や問題点、当日のタスクを共有する"モーニング・バトル"を実施する。タスクやリスクを全員で共有することで、「知らなかった」「聞いていない」という行き違いを防ぐ。短時間なので負担になりにくく、互いの状況把握が容易になる。
フォーマット	**【情報伝達の「フォーマット」を決める（SBAR［Situation・Background・Assessment・Recommendation］［迅速かつ適切なコミュニケーションを促進するための技法］など）】** 看護師から医師へ報告する際、「SBAR」を活用する。 報告が「主観的・断片的」になりがちな医療現場で、重要情報を整理して伝達できる。医師側も欲しい情報が明確になり、追加問い合わせの手間が減る。
「否定」よりも「質問」	**【「否定」ではなく「質問」を促す空気づくり】** 気になる点があれば「どうしてそう考えたのか？」「別の可能性はありますか？」と質問形式で聞くことを推奨する。 単に相手の意見を否定するのではなく、質問を通じて思考を深めることで、意図や背景を理解しやすくなる。結果的に衝突を柔らかくし、納得感のある結論に至りやすい。
逆算して議論	**【「患者視点」から逆算して議論する】** 方向性がまとまらず対立しそうなときは、「この決定は患者さんにとってどんなメリットがあるか？」という観点に立ち返る。 多職種がいると、職域ごとに意見の優先順位が異なりやすいが、「患者の利益」を最上位に据えることで意見調整がしやすくなる。
定期的振り返り	**【定期的に「振り返り」や「事例検討会」を行う】** 患者の治療・ケアが一段落したタイミングで、チーム全員が集まり「うまくいった点」「トラブルになりそうだった点」「次回に生かす提案」などを出し合う。 成功例だけでなく、問題があったケースでも責任追及ではなく学習の機会にすることで、摩擦の原因を構造的に解消できる。リスクの早期発見にもつながる。

49 コンフリクト

POINT
- 利害や意見、価値観などの不一致により、個人や集団間で衝突が生じる状態のこと
- 衝突の要因を、「条件の対立」「認知の対立」「感情の対立」の3つの視点で分析
- 衝突を建設的に取り扱い、組織成長などにつなげるマネジメントが不可欠に

　コンフリクト (Conflict) とは、利害や意見、価値観などの不一致により、個人や集団間で衝突が生じる状態を指す。組織やチーム内では、役割や責任の曖昧さ、情報不足、目標の相違、個人の性格や価値観の違いなどが原因となり、メンバー同士が対立しやすくなる。

　コンフリクトには「良い点」と「悪い点」が存在する。良い点としては、停滞していた状況を打破し、新しいアイデアやイノベーションを生むきっかけになることが挙げられる。対立を通じて多様な視点が出そろうため、課題の本質を深く探り、より良い解決策を模索できる。また、コンフリクトを適切にマネジメントすれば、メンバー同士の理解や協力体制が強化され、組織文化の活性化にもつながる。いわゆる、「雨降って地固まる」状態である。しかし、過度なコンフリクトはメンバー同士の感情的対立、生産性の低下、メンバーのモチベーション喪失、場合によっては組織秩序の乱れや離職率の上昇を招く危険性がある。感情的な対立や対人関係の悪化が起こると、それ以降は本来業務への協力関係が崩壊し、それぞれが業務に集中しづらくなる。いわゆる、「雨降って地流れる」状態である。従って、コンフリクトを建設的に取り扱い、問題解決や組織成長につなげるための適切なマネジメントが欠かせない。

　まず、組織内でコンフリクトが起こる要因は、「条件の対立」「認知の対立」「感情の対立」の3つの視点で分析できる。

①**条件の対立**：リソースや役割、目標の配分に関する物理的・実務的な要因によるものである。例えば、限られた予算や人員を複数の部門で取り合う場合、部門ごとの優先順位が異なるため対立が生じる。また、役割分担が曖昧な場合、「どちらが責任を負うか」という問題で摩擦が起きる。

②**認知の対立**：個人や部門が情報を異なる視点や方法で解釈することで起こる対立である。病床稼働率が高くなっているデータを見ても、ある部門は忙しくなるから嫌だ、ある部門は収益にとってプラスだから好ましい、ある部門はミスが増えそうで怖い、など立場の違いから意見が食い違うことがある。また、そもそもの情報不足や基礎事項の誤解も認知の対立を引き起こす要因となる。

③**感情の対立**：個人間の信頼関係や感情的な反発が原因で生じるものである。例え

ば、過去のトラブルや言動への不満が蓄積し、現在の意思決定や業務遂行に影響を及ぼすこともある。この対立は論理的な議論から逸脱しやすく、生産性の低下や職場の雰囲気の悪化を招く。

これらに対処することを目的として「コンフリクトマネジメント」がある。コンフリクトマネジメントでは、ジェームズ・ウェア（James Ware）とルイス・バーンズ（Louis Burns）の研究が有名である。ウェアとバーンズはコンフリクトを「組織が持続的に成長するためのプロセス」として捉え、対立そのものをコントロールしながら活用する方策を重視した点が特徴的である。ウェアとバーンズが指摘している、コンフリクトが起こりやすい組織の構造的要因として、「役割と責任の曖昧さ」がある。特に複数の部署や専門職が横断的に協力する場面では、それぞれが負うべきタスクや最終的な判断権限が明確に規定されていない場合、コンフリクトが生じやすい。こうした状況でのコンフリクトは必ずしも「悪い衝突」ではなく、「利害や視点の違いを表出させる機会」になると捉え、適切なマネジメントによって組織の学習・イノベーションの源泉に変えられる可能性があるとも説いている。

具体的なマネジメント手法として、「プロセスの可視化」と「関係性の構築」がある。プロセスの可視化とは、意思決定や情報共有のステップを文書化・明文化し、誰がいつどの段階で関わるかを組織全体で共有することである。これによって、責任の所在や意見を出すタイミングが明確となり、後から「そんな話は聞いていなかった」といった感情的対立を抑止する。また、関係性の構築については、単なる信頼醸成ではなく「どのような目的を共有しているか」「私たちの目指すべき地点はどこか」をメンバー間で繰り返し確認し合うことで、コンフリクトが起きた際でも「組織目標に照らして、どちらがより望ましいか」という軸で議論を進めやすくなる。

また、リーダーが意図的に異なる意見を歓迎する姿勢を示すことで、表面化していない対立構造やリスクが早期に顕在化し、対処可能になる。同時に、コンフリクトが感情的にエスカレートしそうな場合は、リーダーがフォーマット、例えばSBAR（Situation・Background・Assessment・Recommendation）などのコミュニケーション手法を活用し、論点を整理しながら建設的な議論に導くことが効果的である。同時に、コンフリクトを完全に排除するのではなく、振り返りやレビューの場を定期的に設けることで、感情的な高温状態が収まった後に、対立が生じた背景や課題、改善策を関係者全員で共有し、次のアクションにつなげる視点や学びの機会も重要である。

コンフリクトは時に業務効率を低下させるが、マネジメント次第で組織の変革や成長を促す原動力にもなる。リーダーシップ、プロセスの可視化、関係性の再確認、学習する文化の醸成といった要素を組み合わせることで、対立を「組織の健全性」を高める貴重な機会と捉えることが重要なのである。

50 組織文化

POINT
- 組織内で共有される価値観、信念、規範、行動様式の総体で、「らしさ」を形成する要因
- 組織のパフォーマンスや生産性と深い関係、顧客や求職者にも強いメッセージを発信
- 医療の質と安全、スタッフの士気と定着率など、多岐にわたる面で経営に影響

　組織文化とは、組織内で共有される価値観、信念、規範、行動様式の総体を指す。メンバーの行動様式や意思決定を方向づけ、組織そのもののアイデンティティーを形成する重要な概念である。組織文化は、組織を構成しているメンバーが日常的にどのように考え、感じ、行動するのかを方向づける無形の枠組みとも言え、「その組織らしさ」を形成する要因にもなる。これまでエドガー・H・シャイン (Edgar H. Schein) やゲールト・ホフステード (Geert Hofstede) といった研究者が、この領域を深く探求してきた。

組織文化を構成する要素

・価値観・信念 (Values and Beliefs)
価値観・信念とは、組織が大切にする理念や行動基準を指し、メンバーの意思決定や行動を方向づける重要な要素である。例えば、「顧客満足を最優先する」「失敗を恐れずに挑戦する」といった信念がこれに該当する。これらは、メンバーが「何が正しい行動なのか」を判断する際の指針となり、組織全体の一貫性や連帯感を醸成する。価値観や信念は、創業者の理念や成功体験、業界特性によって形成されることが多い。

・規範・行動様式 (Norms and Behaviors)
規範・行動様式は、組織内で共有される暗黙のルールや期待される振る舞いを指す。例えば、「上司には敬意を示す」「会議は時間厳守」「意見が異なる場合は直接対話で解決する」といった行動基準が含まれる。これらは組織の日常的な運営を支え、メンバーが安心して働ける環境づくりに貢献する。一方で、過度に硬直した規範は、創造性や柔軟性を阻害するリスクもある。

・シンボル・物理的環境 (Symbols and Artifacts)
シンボル・物理的環境は、視覚的・物理的に組織文化を表す要素である。例えば、企業ロゴやスローガン、キャラクター、院内の装飾・デザイン、職員が着用する制服などが含まれる。これらのシンボルは、組織の価値観を組織内外に伝える重要な役割を果たす。

第6章　人・組織

組織文化の役割

・行動指針としての役割

組織文化は、メンバーの日常的な判断や行動を方向づける暗黙の指針となる。例えば「チームワークを重視する文化」の場合、職員は自然と互いに協力し合い、情報共有を積極的に行う行動をとるようになる。このように、組織文化が職員の無意識下での意思決定に影響を与える。

・組織内の結束力向上とアイデンティティー確立

ダニエル・デニソン (Daniel Denison) は、組織文化が組織のパフォーマンスや生産性と深い関係があることを実証的に示している。共通の価値観や目的意識を形成する文化は、メンバー同士の結束力を高め、組織が目標を達成する上での基礎体力となる。また、職員が共通のシンボルや儀式を共有することで、自身が組織の一員であることを強く意識し、組織アイデンティティーを確立できる。

・外部へのブランディング機能

組織文化は社内だけでなく、ステークホルダーや顧客、求職者に対しても強いメッセージを発信する。求職者にとっては企業を選ぶ際の判断材料となり、組織文化が人材確保に直接的に影響を及ぼす。

組織文化の形成要因

・創業者の理念やリーダーシップ

シャインによれば、組織文化の多くは創業者や初期のリーダーが有する価値観に大きく影響される。組織の規模がまだ小さい頃はリーダーの影響力が強く、創業者や初期のリーダーの信念や行動様式が自然とメンバーに浸透し、やがて組織文化の中核を形成する。

・成功体験と学習プロセス

組織が過去に成功を収めた要因が、暗黙のうちに「これが正しいやり方である」という信念として固定化される場合がある。例えば、ある病院において特定の集患手法が大きな成果を上げれば、その手法を中心に組織の行動規範が形成されやすい。成功体験が反復されると、それが組織の「常識」となり、新しいメンバーにも受け継がれていく。

・産業特性や競争環境

マイケル・E・ポーター (Michael E. Porter) が提唱する競争戦略理論では、市場構造や競合企業の動向が企業行動に影響を与えるとされる。その競争環境の中で生き残るために培われた行動様式が、やがて組織文化として定着するケースは多い。例えば、高度な技術革新が求められるIT業界では、試行錯誤をいとわない「チャレンジングな文化」が形成される場合が多い。

・社会・国家文化の影響

ホフステードが指摘するように、国や地域ごとの文化次元は企業文化にも反映される。例えば、日本企業では集団主義的傾向や上下関係の明確化が組織文化に表出することが多い。一方、アメリカ企業では個人主義や成果主義が強調される。

・人材の構成とダイバーシティー

職員の多様性も組織文化の形成要因となる。性別、年齢、国籍、専門領域などが多様になるほど、多角的な視点と価値観が組織に流入し、新たな文化が生まれる可能性が高まる。昨今、声高に言われているダイバーシティー経営の推進は、組織文化に変化をもたらす大きな要因となり得る。

医療機関も組織体の1つであるため、自院の組織文化への理解を深めることは医療経営的に重要である。具体的な例で考えてみる。院内感染対策の徹底を組織文化の核に据えている病院では、スタッフ全員が感染防止の重要性を理解し、手洗いや消毒の徹底、必要な予防策の実施を当たり前のルーティンとして共有する。また、エラーやヒヤリ・ハット事例が起きた場合には、組織文化として「報告・連絡・相談が奨励される」という風土が根づいていれば、スタッフはミスを隠すことなく言われるまでもなく自発的にオープンに共有し、早期の対策や再発防止策の策定がスムーズに進む。その結果として、医療事故リスクの低減だけでなく、患者及びスタッフ双方の安心感を醸成し、病院全体の評判が高まる効果が生まれる。

また、組織文化として「チーム医療」を重視している医療機関では、多職種間の連携や情報共有が進むため、患者一人ひとりにあった包括的なケアが提供されやすい。例えば、在院日数の短縮や退院支援に関して医師や看護師、リハビリスタッフ、ソーシャルワーカーが早い段階から自発的に意見交換を行うことで、患者の退院後の生活基盤や社会資源の活用が円滑に進み、結果として病院のベッド回転率や経営効率が改善する。さらに、こうした連携体制の強化が患者からの評価を高め、地域医療機関との連携にも好影響を及ぼすため、経営的な安定や発展に寄与する。

対照的に、組織文化が官僚的、硬直的、縦割り意識の強い医療機関ではセクショナリズムが常態化し、部門を超えた情報共有の不足、職種間の過度な対立により医療ミスのリスクや患者満足度の低下を招く恐れがある。また、他部門への協力意識の欠如から業務がタコつぼ化し、違う部門で同じ業務を行うような無駄が生じやすくなる。

以上のように、医療経営における組織文化は医療の質と安全、スタッフの士気や定着率、患者満足度や地域との連携、業務遂行の方法など、多岐にわたり経営に影響を及ぼす。医療経営でも、組織文化の学術的研究が示す洞察を取り入れながら、自院の状況に合わせて組織文化の育成施策を講じることで、激しい競争環境でも独自の優位性と活力の維持につながり、医療機関の競争力や経営の安定性を高められる。

51 組織形態

POINT
- 目標達成などのために、役割や責任をどう分担して実行するかを定めた構造
- 階層型、機能別、事業部制、マトリックス、プロジェクト型などの形態が存在
- 自院の戦略に最も適した形を選び、必要に応じて組織を再設計することが重要

　企業の組織形態とは、企業が業務を効率的に進め、目標を達成するために、役割や責任をどのように分担し、実行するかを定めた構造のことである。これには、業種や規模、経営戦略に応じて様々な形態が存在する。医療経営における組織形態も一般企業と類似なものが多いため、まずは一般的な組織形態を挙げる。

・**階層型組織 (ピラミッド型)**
　明確な指揮系統があり、トップから下部に向けて指示が伝達される。最上層には経営層 (社長、院長、理事長、役員等) が位置し、中間管理職を経て最下層の現場職員へと階層的構造が続く。上層部から下層部への指示伝達や、下層部から上層部への報告が明確なルートが確保されている点が特徴である。この形態の利点は、指揮命令系統が整然としており、管理や意思決定が行いやすい点にある。一方で、縦割り傾向が強く、組織の柔軟性が低く、階層が多い場合は情報伝達が遅れたり、現場の声が経営層に届きにくいという課題がある。

・**機能別組織**
　機能別組織とは、企業の主な業務を「営業」「製造」「人事」「経理」といった機能ごとに分けた構造である。それぞれの部門が専門性を発揮しやすいため、効率的に業務を進められるのが特徴である。例えば、製造部門は製品の生産、営業部門は販売に特化して取り組む。一方で、部門間の連携が不足すると全体の目標達成に支障をきたすことがある。

・**事業部制組織**
　事業部制組織は、製品や地域、顧客層ごとに事業部を設置し、それぞれが独立して責任を負う形態である。例えば、自動車メーカーが「乗用車事業部」「商用車事業部」、「西日本事業部」「東日本事業部」などに分かれる場合がこれに該当する。各事業部が意思決定を迅速に行える点がメリットであり、多様な事業を展開する企業に向いている。ただし、事業部間での社内資源の取り合いが起こったり、全社的な統制やガバナンスが弱まるリスクがある。

・**マトリックス組織**
　マトリックス組織は、機能別組織と事業部制組織の特徴を組み合わせた構造である

ことが多い。部門横断的なプロジェクトや全社的な複雑な事業を進めるのに適している。同じメンバーが複数の上司からの指揮を受けることがあり、ある職員が「営業部門」と「特定の製品プロジェクトチーム」の両方に所属することとなる。複数の指揮系統が存在するため、指示が矛盾すると混乱が生じる可能性もある。

・プロジェクト型組織

プロジェクト型組織は、特定の目的や目標を達成するために、期間限定で編成される組織形態である。例えば、新製品の開発やシステムの導入プロジェクトがこれに該当する。多くはマトリックス組織の側面を持つ。プロジェクト終了後は解散し、メンバーは元の部署に戻ることが一般的である。この形態は柔軟性が高く、専門性の高い人材を集中的に活用できるが、プロジェクト終了後の成果や学びが十分に組織全体に共有されない場合がある。

・フラット型組織

フラット型組織は管理職を最小限に抑え、階層を減らして職員間の距離を縮めた組織形態である。特にスピード重視のIT企業やスタートアップで採用されることが多い。職員間のコミュニケーションが活発化し、意思決定が迅速になる点がメリットである。ただ組織が大きくなると管理が行き届かず、混乱が生じるリスクもある。

・ネットワーク型組織

ネットワーク型組織は、複数の拠点や外部パートナーが連携し、全体として1つの組織を形成する形態である。例えば、企業が海外に複数の子会社を持ち、それぞれが独自の役割を果たしながら本社と連携する場合がこれに該当する。この形態はグローバル企業や分散型組織に適しているが、拠点間の情報共有や統制が不十分だとパフォーマンスが低下する可能性がある。

これらの一般的特性を踏まえて、医療機関における組織形態を深掘りしておく。医療組織は、規模や機能（地域密着型中小病院、大学病院、専門病院など）、地域の特性、提供する医療サービスの種類に応じて適切な組織形態が適用される。また、近年では、患者中心のケアを強調した柔軟な組織形態が増加している。一般的な医療機関の組織構造として「階層構造」「職能別組織」「マトリックス組織」が特徴的である。

・階層構造

医療機関においても一般企業と同じく、理事長・院長を頂点とする明確な階層構造（階層型組織）があり、診療部門、看護部門、事務部門などがその下に位置する。各管理者が責任を持って指揮を執ることで、業務の円滑な運営が行われている。

・職能別組織

医療機関は、医師、看護師、薬剤師、検査技師、リハビリスタッフ、事務スタッフなど、職能ごとに専門性を持つ部門に分かれており、機能別組織の一形態と言える。各部門が専門的な業務に集中しやすくなる一方、部門間の連携が不十分な場

合、情報共有の不足や業務の重複が生じるリスクもある。

・マトリックス組織
　職能別（専門職種別）とプロジェクト型（診療科や治療目的別）の両面で構成される組織形態である。この構造では、医師や看護師などが特定の診療科や病棟に所属しながら、特定のプロジェクトや専門チームにも参画する。具体例として、感染管理チームが挙げられる。このチームでは、感染症科の医師、看護師、薬剤師、臨床検査技師が協働し、院内感染対策を実施する。一方で、これらのメンバーは日常業務ではそれぞれの所属診療科や部門で活動する場がある。この形態の利点は、専門性を生かしつつ複数の視点を融合できる点にある。しかし、複数の指揮系統が存在するため、指示の優先順位が不明確になったり、職員が二重拘束（ダブルバインド）を感じる可能性がある。

※二重拘束：矛盾する指示や要求を同時に受けることで、どちらを選んでも批判や不利益を避けられない心理的な状況を指す。拘束を受けた側に強いストレスをもたらすことがある。

　組織形態は、それぞれの特徴を理解し、目的や規模、地域で提供すべき医療内容の特性に応じて選択する必要がある。例えば、専門性を重視するなら機能別組織、迅速な意思決定が必要なら事業部制組織が適している。最近では、柔軟性やイノベーションを重視する病院も増えてきており、委員会活動や〇〇チームなどに代表されるプロジェクト型を院内で多数採用するケースも増えている。どの形態も一長一短があるため、自院の戦略に最も適した形を選び、必要に応じて組織を再設計することが重要である。

代表的な組織形態

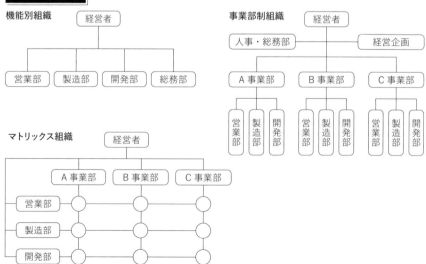

52 医療機関の法人形態

POINT
- 法人種別によって経営スタイルや戦略、提供する医療内容などに差異が生じることも
- 医療法人や社会医療法人、公益社団法人・公益財団法人、地方独立行政法人など様々
- 競合や連携する医療機関の法人形態を知り、外部環境分析に生かし経営戦略立案を

日本には、様々な法人が医療機関を経営している。どの法人が医療機関を経営するかによって、経営スタイルや戦略、提供する医療内容などに差異が生じることがあるため、医療経営を考える際に法人形態を確認することは重要である。法人形態による医療経営のポイントについて下記にまとめる。

- **運営方針と目的の違い**：法人形態によって、医療機関の運営方針や目的が異なる場合がある。例えば、社会医療法人や地方独立行政法人等は、特定の公益的役割を果たすことを目指す。
- **財務管理と透明性**：法人形態によって財務管理や情報開示の基準が異なる。例えば、社会医療法人や公益法人は厳格な会計基準を適用され、透明性の高さがより求められる。
- **法的規制と税制上の優遇措置**：各種法人はそれぞれを監督する法律があり、法的な規制や税制上の取り扱いが異なる。例えば、地方独立行政法人や社会医療法人等は税制優遇を受ける代わりに、公的活動をより重視される。
- **地域社会への影響**：医療機関の法人形態は、その地域への医療提供の在り方に直接影響を与える。医療法人は民間医療機関が基本であり、比較的自由度の高い経営の意思決定ができるが、地方独立行政法人が運営する医療機関等はより公的要素の強い医療や地域内の不採算医療を担うことが求められる。

次に、日本における医療機関を経営する代表的な法人形態をまとめておく。

- **医療法人**
医療法に基づいて医療機関の運営を目的に設立される法人である。設立形態には社団と財団の2つがあり、理事会を中心に病院や診療所を管理する。出資持分の有無によっても分類され、近年は持分なしが主流となっている。医療においては公益性が重視されるため、剰余金の分配は制限される。地域医療の充実を担う役割が期待されている。医療法人の設立には都道府県知事の認可が必要である。例えば、医療法人社団〇〇会が運営するA病院などが該当する。私立病院のほとんどがこの法人形態である。

・**社会医療法人**

社会医療法人は、特に公益性の高い医療提供を行う医療法人として認定された法人である。一定の救急医療、災害医療、へき地医療などを担うことが要件となり、社会的に必要性の高い医療への貢献が強く求められる。税制上の優遇措置がある代わりに、ガバナンスや会計情報の開示が厳格化されている点が特徴である。例えば、社会医療法人□□会 B病院などが該当する。

・**公益社団法人・公益財団法人**

公益社団法人・公益財団法人は、公益性の高い事業を行う法人として内閣府や都道府県の認定を受けた社団・財団である。医療領域でも無料低額診療や地域保健活動など、社会貢献性の強い事業を行う場合がある。設立時や運営中に厳格な審査・監督が行われ、活動計画や財務情報の公開が求められる。例えば、公益財団法人△△会が運営するC病院などがその例である。医療だけでなく、研究や啓発活動にも力を入れている施設もある。

・**地方独立行政法人**

地方独立行政法人は、地方公共団体が設立する法人で、公立病院や県立医療センターなどの運営形態として採用されることがある。独立採算制の下で効率的な運営を図りつつ、地域住民に対して医療サービスを提供する点が特徴である。自治体の議会や外部監査のチェックを受けながら、財務や事業運営の透明性を確保する仕組みが整備されている。例えば、地方独立行政法人◇◇市立病院機構などの形態がその一例である。

・**株式会社**

通常、医療法上は営利企業による医療経営は原則認められず、医療機関の設置者は非営利性を基本とする医療法人や地方公共団体などに限られる。ただし、以下のような例外的な場合には、株式会社が運営に関与することが可能である。

・既存の株式会社立医療機関の継続運営：医療法が改正される前から既に設立されていた株式会社立の医療機関については、現行の法律施行後も引き続き運営が認められている。ただし、新たな医療機関設置は不可能。

・特区制度を活用する場合：構造改革特区や国家戦略特区では、一定の条件の下で株式会社が医療施設を運営することが認められることがある。

そのほかにも、各種の教育関係法人、社会福祉法人などが医療機関を経営できる法人として存在する。日本において医療経営を考える際、自院のみならず競合や連携する医療機関の法人形態の理解を前提に、それぞれの特徴や提供すべき医療サービスの差異を外部環境分析に練りこみ、それに基づいて自院の経営戦略立案をしていくべきである。よって、経営者にとって医療機関を運営する法人形態の理解は精緻な経営戦略を描く上で欠かせない視点である。

53 ガバナンス

POINT

- 組織が持続可能かつ健全に運営されるための管理・統制の仕組み全般のこと
- 「透明性」「説明責任」「法令順守」「公平性」などが重要な要素に
- 「指示命令系統の確立」「医療安全管理体制の強化」「情報共有の促進」などの徹底を

　経営におけるガバナンスとは、企業や組織が持続可能かつ健全に運営されるための管理・統制の仕組み全般を指す。企業の意思決定プロセスや経営資源の配分が適正に行われるよう、経営陣や組織全体に対して監督と制御を行う枠組みとも言える。ガバナンスの重要な要素として、透明性、説明責任 (アカウンタビリティ)、法令順守 (コンプライアンス)、公平性などが挙げられる。また、ガバナンスはリスク管理の基盤としても機能し、不正行為の防止や経営危機への対応能力を高める役割を果たす。近年では、ESG (環境：Environment、社会：Social、ガバナンス：Governance) 投資の重要性が高まり、ガバナンスに対する社会的関心も増大しており、健全なガバナンス体制の構築は、社会における企業の信頼性向上や持続可能な成長に不可欠である。

　医療経営では、命を扱う事業であり、医師、看護師、薬剤師、臨床検査技師などの独自の行動規範を持つ高度専門職が複数存在し、診療報酬や行政指導など公的要素との関わりが複雑であり、公益性の高い事業をしているからこそ、ガバナンスは極めて重要である。よって、医療機関は一般企業以上にガバナンスを意識しなければならない。さらに、院内での医療事故や院内感染を防止するためのルール整備、医療行為の標準化、事故発生時の報告体制確立などは運営のための必須事項であり、ガバナンスの仕組みがしっかりしていれば、スタッフが事故やリスクを隠すことなく、早期に検知し対策を講じることが可能となる。また、コンプライアンスと情報開示の観点からも医療機関でのガバナンスは重要である。医療機関は社会的機能を担う組織として、保険診療における不正請求の防止や、診療報酬・補助金の正確な処理など、適切な法令順守が求められる。外部への正確な情報の開示は、患者や地域社会、さらには行政や保険者との信頼関係を維持する上で極めて重要である。

　医療機関でガバナンスが機能しないと、経営に深刻なリスクが生じる。例えば、医療事故や不適切な医療行為が横行し、患者の安全が脅かされることにつながる。また、診療報酬の不正請求や経営トップによる恣意的な運営などが発生すれば、行政処分や社会的信用の失墜を招き、経営継続が困難となることもある。さらに、内部統制が不十分な組織では、職員の勝手な行動が目立ち、職員間の連携や情報共有が滞り、医療事故対応や改善に向けた取り組みが進まず、さらなる悪循環を生む恐れがある。

医療事故を例に考えてみる。事故発生の背景には、組織ガバナンスの欠如が関係していることが多い。院内でヒヤリハットやインシデントが起きても、報告制度が未整備だったり「報告しても改善されない」という諦めの風潮がある場合、事故の兆候が見過ごされたりする。組織ガバナンスが機能していれば、異常事例のレポートラインが適正に機能し、問題点の早期発見と適切な対策ができ、職員自らが対応に乗り出す。ガバナンスの欠如が関連することが疑われた医療事故の公表事例を複数挙げる。

・**神奈川県立こども医療センターでの男児死亡事故**：2021年10月、神奈川県立こども医療センターで、手術後の男児が適切な術後管理を受けられず、5日目に死亡する事故が発生した。院内のコミュニケーション不足や、経験の乏しい医師への過度な依存が指摘され、さらに事故後の対応や情報開示の遅れが問題視された。
・**群馬大学附属病院での医療事故**：2009〜2014年ごろにかけて発生し、腹腔鏡手術を受けた患者8人の死亡が明らかとなった。高難度手術を担当した医師が十分な経験を有していなかったにもかかわらず、院内で適切な監督や指導が行われず、複数の患者が死亡した。また、院内での情報共有が不十分であり、医療事故の兆候が早期に把握されなかった点も指摘された。さらに、事故発生後も病院全体での対応が遅れ、原因究明や再発防止策の策定が不十分であったことも問題視された。

2つのケースでは、医療安全管理体制の不備やリスクマネジメントが機能していないことが浮き彫りにされ、医療機関の健全経営のためにガバナンスの整備と強化、組織内への徹底がいかに重要であるかを示している。これらの事故や不祥事などを防ぐために、医療機関でガバナンスを徹底するためには、以下の視点が重要である。

・**指示命令系統の確立**：責任と権限の所在を明確にし、指示や命令の流れを整備する
・**医療安全管理体制の強化**：医療事故防止のための標準手順書、マニュアル、研修制度を整備する
・**情報共有の促進**：院内での報告体制を確立し、全職員が適切かつ適時に情報を共有できる仕組みを構築する
・**監査とチェック機能の充実**：外部専門家や第三者機関による定期的な監査を実施する
・**コンプライアンス意識の向上**：法令順守の徹底と不正行為を防止するための研修や教育を実施し、組織文化を育成する
・**患者・地域への透明性の高い情報公開**：組織保身に走らず、必要時の公正かつ即時の情報開示を実施する

ガバナンスが未整備の医療機関では、事故発生時の迅速な対応や再発防止策の検討が難しく、患者の安全と地域内での信用が大きくリスクにさらされることとなる。患者の健康や命を守ることをミッションの1つとして掲げている医療機関の経営者や管理職は、ガバナンスの重要性を今一度しっかりと意識しておくべきである。

54 専門職マネジメント(「部族性」について)

POINT
- それぞれの職種集団の強い結束・文化が組織全体の連携を阻害することも
- コミュニケーションの促進や相互理解を深める研修の充実などを促進する仕掛けを
- 全医療従事者が専門性を尊重し合い共同して目標に向かう組織文化づくりが不可欠

第6章 人・組織

　医療機関には専門職集団が多数存在し、そのマネジメントは一般企業に比べて難易度が高いと言われている。医療機関には、医師、看護師、薬剤師、臨床検査技師、事務スタッフといった多様な専門職が在籍しており、それぞれが独自の集団を形成している。各職種は高度な専門知識や技能を有しており、それぞれが異なる倫理観や行動規範、独自言語やコミュニケーション手法を共有し、集団として活動している。このように、同じ医療機関という組織の中でも、職種ごとに独自の「サブカルチャー」が形成されるケースが少なくなく、そのため、その境界を越えて協働する際にしばしば「縄張り意識」や「縦割り構造」が立ちはだかる。

　オーストラリアのジェフリー・ブレイスウェイト (Jeffrey Braithwaite)(マッコーリー大学など)は、医療機関内に存在する職種ごとのサブカルチャーや権威構造を「トライバリズム(部族主義)」になぞらえて、「病院は部族社会である」とも述べている。ブレイスウェイトが指摘するトライバリズムとは、職種集団ごとの強い結束・文化が組織全体の連携を阻害する状況を指していると考えられる。医療における究極的な活動は患者の健康と生命を守ることであり、複数の専門家が連携して迅速かつ正確に対応する必要がある。しかし、それぞれの専門職集団(=部族)が自らの価値観、職業観、慣習、やり方などに固執し過ぎると、情報共有の不足やコミュニケーションの不全が生じやすくなる。結果として、患者中心の医療から遠ざかってしまうという問題が生じる。

　ここで、専門職集団が多数存在する医療組織ではなぜマネジメントが難しいのか、部族性特徴を踏まえつつ、下にまとめてみる。
- **職種間の文化や価値観の違い**：医師、看護師、薬剤師、技師、事務職など、それぞれの職種ごとに独自の文化や価値観、職業観があり、相いれない部分も生じてくることがある。
- **専門性の違いによる分断**：各職種が高度な専門性を有するため、他職種の業務内容や意図を互いが理解しにくく、職種間連携が難しくなる。
- **権威構造の複雑性**：日本の医療機関運営では医師が強い権威を持つ場合が多い一方

で、看護師や他の職種はそれぞれの部門長からの権威に従う必要があり、権威構造がぶつかり合い、業務権限の線引きが曖昧になりやすい。

- **部門ごとの優先事項の違い**：医療安全、業務の効率、患者満足度、収益性、患者感情など、部門ごとに異なる目標が優先され、それぞれが重要項目でもあるため、全体のバランスを取ることが困難になる。
- **患者ケアの複雑性**：患者一人ひとりの医療ニーズや社会ニーズが多様化しており、それぞれのニーズやリクエストに応じて複数の専門職の価値観が関与するため、調整が難しい
- **時間的・空間的制約**：病院は24時間稼働し、緊急性の高い状況が頻発するため、計画的なマネジメントや時間をじっくり確保しての深いコミュニケーションが困難となる。
- **規制や法的要件への対応**：医療法、医師法、保健師助産師看護師法、感染症法、個人情報保護法、労働基準法、保険制度、施設要件など、厳格な法的要件が多数存在し、これを満たしながら業務をする必要がある。
- **感情労働の負担**：患者やその家族との関わりが多く、職員が感情的負担を抱えやすい環境にあるため、多くの職種が潜在的に高ストレス状態である
- **人材不足や離職率の高さ**：特に医師や看護師などは慢性的な人手不足であり、労働負担が偏ることで、特定職種の中で不平不満がたまりやすい

　医療機関は多数の専門職集団で形成される組織であるがゆえ、部族性を完全にゼロにすることは難しい。だからこそ、想定される弊害を乗り越えるためには、部族性があるものと認め、組織横断的なコミュニケーションの促進や、チーム医療の理念を浸透させるリーダーシップ、相互理解を深める研修・ミーティングの充実などが促進されるような仕掛けを、経営者が常に意識して構築していく必要がある。また、医師や看護師などの現場スタッフは、自らの「部族性」を自覚し、それを自らできるだけ低減させる努力を重ねることも必要である。過度な部族性を解消し、真に患者中心のケアを実現するためには、医療従事者全員が自らの専門性を尊重し合いながら、共同して目標達成に向かう組織文化づくりが欠かせない。

55 医師マネジメント

POINT
- 医師をマネジメントすることは、医療経営の成否を左右する重要な要素
- 経営目標の共有、成長し続けられる仕組みづくり、労働環境の整備などが重要に
- 医師を派遣する医局に、自院の強みや医師の育成方針を伝える取り組みも大切

第6章　人・組織

　日本の医療経営において医師を適切にマネジメントすることは、経営の成否を左右する重要な要素である。医師は医療の中心的な役割を担い、その専門性と裁量権が大きい半面、統制することが難しい存在でもある。医師を適切にマネジメントする前提として、医療が発展してきた歴史的背景や医局制度、医師法が医師の専門性と独立性を強く支えていることを理解することが参考となる。

　日本の医療は、明治期に西洋医学を積極的に導入したことを契機に、大学を中心とした医師養成・医学研究が進められてきた。大学病院や医学部における医師の養成過程で、自然発生的に形成されたのが「医局制度」である。医局は診療科ごとに組織され、教授や准教授が中心となって若手医師を教育・指導すると同時に、人事権を通じて地域の関連施設へ医師を派遣してきた。この仕組みにより日本全国で一定水準の医療が提供されるようになった一方、医師が医療機関でなく派遣元の大学や医局に強く帰属意識を抱く傾向が生まれ、医療機関が独自に医師をマネジメントしたり、医師に対して強くガバナンスを発揮するのが難しい構造となった。実際、人事異動やキャリア形成が大学の医局主導で行われるケースも多い。

　さらに、医師法などの法制度も医師の独立した専門家としての立場を保護する役割を担っている。医師法に基づいて医師免許を取得した者は、診療や処方など医療行為に関して独占的な権限を有しているため、施設管理者であっても医師の専門分野に対して強権的に介入することはばかられる。また、医療は専門分化が進んでいることもあり、例えば院長が内科出身であれば、自院の外科や小児科などの診療内容や診療方針に口出しや介入することは医療知識的・技術的に難しい。

　医師には、高度な専門性と強い自律性、そして患者の健康と生命を直接担うという社会的責任とそれに対する矜持が絡み合って存在している。さらに、法的な権限と歴史的な医局制度の影響、専門分化の発展などの種々の要素が組み合わさることにより、医師は医療組織の中でも非常にマネジメントするのが難しい職種となっている。

　一方で、医療機関としては医師の活動が収益や患者満足度に直結するだけでなく、医療の質に対する医療機関としての社会的評価にも大きな影響を及ぼすため、医師の

161

モチベーションや専門スキルを十分に引き出すマネジメントを実施しなければならない。これらを踏まえて、医師マネジメントの重要ポイントを挙げておく。

- **組織全体のビジョンや経営目標の共有**：医師の専門性や独立性に敬意を払いながら、定期的な診療科ごとの会議や経営側とのディスカッションの場を設ける。そこで、医師に対して医療機関の方針や実現したい目標を明示しながら、医師側の専門的見地を積極的に取り入れるプロセスが理想である。
- **派遣する医局への働きかけ**：自院独自での医師採用が難しい医療機関の多くは、派遣してくれる医局に対して、立場上弱くなる点は否めない。しかし、自院の強みや医師の育成方針をしっかりと伝えて、交渉余力を模索する姿勢は忘れてはならない。
- **医師が自院の中で成長し続けられる仕組みの構築**：医師向けのキャリアパスや評価制度を整備し、派遣元の医局と連携し、若手医師のスキルアップやサブスペシャリティーの確立を支援する。
- **労働環境の整備**：医師の働き方改革への対応を踏まえ、医師の長時間労働を是正しつつ高品質の医療を提供する仕組みを目指す。看護師や薬剤師、事務スタッフなど他職種へのタスクシフト・シェアを企画・実施し、医師の負担を軽減するためのチーム医療を推進していく。
- **組織全体に対してマイナスの影響を与える医師への強い態度**：医師は経営的に重要であるが、目に余る問題行動が組織全体のマイナスになり得る場合は、放置すると他職種の離職を招いたり、ハラスメント等の損害賠償なども被りかねない。時として、退職勧奨など経営者としては強い態度が必要となる。

　医師マネジメントは難易度が高いが、マネジメントをしなければ医療経営は前に進まない。医局制度や法律によって裏付けられた医師の権利や自律性、矜持を尊重しつつ、医療経営のミッションやビジョン、経営目標を共有するコミュニケーションの場をできるだけ多く設け、経営に対して協力的な医師を1人でも多く育てていくことが重要である。

医療界における医局制度の役割

役割	内容
専門医の養成・教育機関	大学病院の診療科を中心に、教授や准教授が若手医師を育成し、専門医資格取得や研究指導を行う
学術研究の推進・最新医療の発信	学会発表や論文執筆などの学術活動を通じて、医学博士を養成したり、最新の学術的情報を発信する
医師のキャリアパス・人事管理	医局内での昇進・派遣制度を通じて、関連病院に医師を送り出し、地域医療を支えつつ医師のキャリア形成を担う
地域医療への貢献	大学病院や基幹病院から、関連病院へ医師を派遣することで、地域間の医師偏在をある程度解消する役割を果たす
診療科同士のネットワーク維持	各大学や診療科の医局同士で学術・教育面の連携や情報交換を行い、互いの専門領域を高め合う
医師の居場所・メンタリング	若手医師が医局の"先輩・後輩"関係の中で育成されることで、臨床スキルやフィードバックを得やすい環境が作られる

医療経営に対する医局制度のメリット・デメリット

	メリット	デメリット
医師確保	大学からの派遣により、慢性的な医師不足の解消に役立つ	・医局の意向に依存するため、自院の人材戦略に沿った人材がもらえない ・優秀な医師が大学の意向で突然移動するなど、医師の定着が不安定
人材育成	大学主導の教育プログラムによって、最新の医療知識やスキルを持った医師を派遣してくれる	大学の教育方針や研究テーマに左右され、自院が必要とする特定分野の専門医を確保できない場合もある
医療水準向上	研究活動や学会発表に積極的な医師が多く、高度医療の提供に貢献	教育・研究がメインの医師を派遣されると、臨床能力が不十分な場合がある
組織連携	大学病院や関連病院とのネットワークが形成され、情報共有や診療連携にメリット	上下関係が大学病院・教授を頂点とする構造になりやすく、病院独自のリクエストがしにくい
経営戦略	派遣医師を通じて新しい診療科の立ち上げや専門外来の拡充を図りやすい	大学側の方針次第では急な退局があり、収益構造や医療サービス計画が流動的になる可能性がある
コスト面	教育費用や求人広告費などがかからない	派遣元との調整や大学への寄付講座設置など、別の形でコスト負担が発生する場合がある
組織文化	医局の"先輩・後輩"文化が病院全体の連帯感向上に寄与する場合もある	病院組織の方針よりも医局の指示を優先する風土となり、スタッフとの一体感を損ねるリスクがある
医療安全	大学病院の指導や高度な専門知識を持ち込むことで、医療の質と安全性が向上	大学の権威性のため、医療事故等の責任所在を追及できない場合、面倒が増える場合がある
コミュニケーション	大学との定期的な会議や連絡体制がある場合、研究・学術的連携がスムーズ	多階層の指揮系統（教授、医局長、医局先輩、同門会など）により、情報伝達に時間がかかり意思決定が遅延するリスクがある

56 人事考課

POINT
- 職員の職務遂行状況や能力、成果などを評価し、処遇や報酬などに反映させる仕組み
- 人事考課の目的、円滑な運営や構築・改良のためのポイントを押さえる
- 組織の目標達成の支援のほか、職員の成長、組織のモチベーションアップにとって重要

　人事考課・評価とは、組織内の職員の職務遂行状況や能力、成果などを多面的に評価し、処遇や報酬、育成方針に反映させる仕組みのことである。組織における職員の動機づけや能力開発を促進する重要なマネジメント機能の1つとして位置づけられる。

人事考課の目的

- **処遇決定の基礎**：人事考課は、昇給・昇格・賞与などの処遇を決定する際の基礎データとなる。フェアな評価が行われることで、組織内の公正感や納得感が高まる。
- **動機づけの向上**：フレデリック・ハーズバーグ (Frederick Herzberg) の「動機づけ衛生理論」によれば、人は成果の認知や承認を得ることでモチベーションが高まる。適切な人事考課は、職員の成長意欲を引き出す促進要因として機能する。
- **能力開発と配置の最適化**：ピーター・F・ドラッカー (Peter F. Drucker) が提唱した目標管理手法であるMBO (Management by Objectives) の考え方では、目標設定と評価を通じ、各職員の能力開発や適材適所の配置が図られる。人事考課結果をフィードバックすることで、個々の強みや課題を把握し、成長の支援が可能となる。
- **組織文化の形成**：チェスター・I・バーナード (Chester I. Barnard) は、「組織は協働システムである」と強調し、職員の自発的な協力が組織存続に重要だと述べている。公正かつ透明性のある評価制度は、組織内の相互の信頼関係や協調性を育み、前向きな組織文化の維持・発展に寄与する。

組織内で人事考課を円滑にするための重要なポイント

- **評価基準の明確化**：評価基準が曖昧だと、評価者による恣意的な判断やバイアスが生じやすい。客観的かつ組織の目標と連動した基準を設定することが重要である。
- **多面評価の導入**：上司のほか、同僚や部下、顧客など多方面から評価を行う「360度評価」は、被考課者の総合的な行動特性の把握に有効である。ただし、評価する側の負担が大きく、多くの評価者が関与するため評価の一貫性を保つことが難しい。
- **評価者トレーニング**：評価する立場である上司の人間観は職員のモチベーションに大きく影響する。誰もが尊敬・信頼される上司から評価されることを望んでいる。

評価者が公平かつ適切に考課を行うためには、評価基準の理解だけでなく、評価者に対するトレーニングが不可欠となる。

・**フィードバックとコミュニケーション**：評価結果は、被考課者のキャリア開発や目標設定に結びつけることが大切である。定期的な面談を通じて、評価の背景や被考課者の強み・弱みを共有し、改善につながる行動プランを一緒に考えるプロセスが欠かせない。

人事考課制度を構築・改良する際のポイント

・**経営理念・ビジョンとの整合**：人事考課制度は、組織が目指す理念やビジョンなどと整合していることが前提となる。理念を体現する行動規範を評価項目に組み込むことで、組織全体の方向性と個々の行動を一致させやすい。

・**目標管理（MBO）の活用**：ドラッカーが提唱した目標管理は、上司と部下が話し合いを通じて目標を合意形成し、達成度を客観的に評価する仕組みである。期初に「SMARTの原則（Specific：具体的, Measurable：測定可能, Achievable：達成可能, Relevant：関連性がある, Time-bound：期限がある）」に基づいた目標を設定し、期末にその成果やプロセスを検証するのが一般的である。

・**評価プロセスの標準化**：評価シートや面談の進め方、フィードバック方法などをマニュアル化し、組織内で統一したプロセスを敷くことで、評価に対する信頼性を担保しやすくなる。評価基準の重みづけや項目の定義なども明文化することで、評価者独自の解釈のばらつきを抑えることができる。

・**定期的なレビューと改善**：一度設計した制度を固定化するのではなく、定期的に見直しを実施する。組織の成長ステージや市場環境の変化に合わせて、評価項目や運用方法を柔軟にアップデートすることも必要である。

・**評価システムとの連携**：ITシステムを活用し、評価データを蓄積・分析する仕組みを導入することにより、人材の育成状況や配置転換の効果を客観的に把握できるようになる。

　人事考課は、組織の目標達成を支援すると同時に、職員個々の成長を促し、組織全体のモチベーションを高めるための重要な仕組みである。経営理論をベースに評価制度を設計し、評価者への定期的なトレーニング、適切なフィードバック、制度の見直しを行うことにより、公正かつ納得度の高い人事考課に近づいていく。医療経営における人事考課は、企業とは若干異なる面もある。医療という特殊なサービスを提供する公益性が強く、医師や看護師など専門職の高度な技能とチームワークが必要とされるため、全面的な成果主義や企業版人事考課制度の焼き直しでは十分に評価できない。安全管理や患者満足度、職務遂行態度、医療人としてのプロフェッショナリズムなど多面的な評価指標の検討も必要になる。

57 能力開発

POINT
- 職員個々の能力を最大限に引き出すことが組織全体の成果向上に直結
- 組織の競争優位の確立、イノベーション創出、組織活性化などにとって不可欠
- 各職員の特性の把握や目標管理の導入、フィードバック・フォローアップなどの試みを

　職員の能力開発は、組織が持続的に成長し競争力を保つために必須である。ピーター・F・ドラッカー (Peter F. Drucker) は「人こそ組織の最も重要な資源である」と述べ、個々の能力を最大限に引き出すことが組織全体の成果向上に直結すると説いている。特に、医療は労働集約型ビジネスであり、職員が患者に提供する価値の極大化が事業の基本となるため、職員の能力開発は極めて重要である。職員の能力開発はなぜ必要なのか、下記の視点から必要性を深掘りする。

- **組織の競争優位確立**：ジェイ・B・バーニー (Jay B. Barney) によれば、組織が持続的な競争優位を得るためには模倣困難な資源を有することが重要とされる。高度な知識やスキルを持った人材は組織のコア・コンピタンスとなり、模倣困難性の最たるものとなり、競合との差別化に寄与する。
- **イノベーション創出**：ヨーゼフ・シュンペーター (Joseph Schumpeter) は「イノベーションが経済成長を牽引する」と提起したが、これは組織においても当てはまる。新製品や新サービス、業務改善などは人材の知的資源から生まれるため、能力開発を通じて職員に創造的な思考力を身につけてもらうことが企業発展の源泉となる。
- **組織活性化とエンゲージメント向上**：フレデリック・ハーズバーグ (Frederick Herzberg) の動機づけ衛生理論によれば、成長や達成感は職員のモチベーションを高める要因となる。適切な能力開発の機会を提供することで、自己実現欲求が満たされ、組織へのエンゲージメントが強化される。

　次に、能力開発を考える際に、重要なポイントを考える。

- **個々の特性やキャリア志向の把握**：アブラハム・マズロー (Abraham Maslow) の欲求段階説に示されるように、職員一人ひとりは異なる段階の欲求を抱えている。単純に全員に同一の研修を行うだけでなく、職員のキャリア目標や興味関心に合致したプログラムを設計することが望ましい。
- **目標管理の導入**：ドラッカーが提唱したMBO (Management by Objectives) は、組織目標と個人目標を連動させるフレームワークである。能力開発においても、職員に寄り添った目標の設定とその達成度合いを柔軟かつ個別的に評価する。これ

により、個々の職員が何を学び、いつまでに達成すべきかが明確となる。

- ・オン・ザ・ジョブ・トレーニング（OJT）とオフ・ザ・ジョブ・トレーニング（Off-JT）の使い分け：日常業務を通じたOJTでは実践的なスキルを得やすい一方、経営知識やマネジメント手法などはOff-JTで体系的に学ぶ方が効果的である。両者をバランスよく組み合わせることで、実務能力と理論的理解を高められる。
- ・フィードバックとフォローアップ：能力開発のプロセスでは、上司から部下に対しての定期的な振り返りや面談を実施し、部下の学習内容の定着度や行動変容を検証することが重要となる。
- ・ITツールの活用：近年はe-ラーニングや学習管理システムなどの導入で、場所を選ばず学習できる環境が整いつつある。管理職はITシステム上で個々の学習進捗や習熟度を把握できるため、最適な教材提供やフォローアップを行いやすい。

ただ、医療経営における職員の能力開発は、一般企業とは異なる視点も必要である。医療機関は高度プロフェッショナルが集まる場であり、患者の命と健康を守る公益性が強い組織である。だからこそ、医師や看護師、薬剤師等の高度専門職には最新の医療知識や技術の習得が恒常的に求められ、これを支えるための継続教育が重要である。それらは、院内で実施される場合や院外の職能団体で提供される場合もあり、両者を複合的に活用することが必要である。代表的なものは下表である。また、非医療職（事務職など）にも、医療現場特有の規制や倫理に関する理解が必要であり、医療職と必要時に適切なコミュニケーションを取るためにも事務職に特化した基礎的な医療関連知識の習得の場が用意されるとなお良い。さらに、医療職・非医療職問わず、患者とのコミュニケーション能力や共感力も必要とされ、これらは一般企業での顧客対応スキルとは異なり、心身を病む人を相手にした思いやりの心や生命や尊厳を重要視する姿勢など、高度な人間力とも言える。

様々な経営理論からも、人材が組織の競争優位を生み出す最も重要な資源であることが分かり、その潜在力を引き出すには経営側からの計画的かつ継続的な支援が欠かせない。

代表的な能力開発リソース

リソース	内容
学会や専門研修会	・国内外の学会参加や専門領域に特化した研修会 ・最新の医学知識や治療技術を学ぶ場として最適 ・最新のエビデンスや他院の実践例を吸収できる
認定資格取得プログラム	・専門医や認定看護師などの資格取得 ・個々の専門性を高めるだけでなく、医療機関の信頼性向上にも寄与
大学や研究機関との連携	・大学病院や医療系大学との共同研究や講義参加 ・基礎研究や応用研究の知見を深められる
国内・国外研修や留学、他院見学	・国内外の自院以外の医療施設での研修や見学 ・異文化の医療現場を体験し、専門家として視野を広げる機会

58 組織変革

POINT
・環境の変化に適応し、持続的な競争優位を築くために欠かせないプロセス
・「抵抗」「コミュニケーション不全」「リソース不足」などが組織変革の大きな壁に
・経営者のコミットメントと緊密な情報共有で危機感と必要性を共有することが鉄則

　組織変革は、企業が環境の変化に適応し、持続的な競争優位を築くために欠かせないプロセスである。ピーター・F・ドラッカー (Peter F. Drucker) は「変化を機会として捉えられる組織こそが、生き残りと成長を可能にする」と述べており、グローバル化や技術革新が進む現代では、企業は絶えず変革を迫られているのが現状である。

　医療経営でも、外部環境の変化が年々激しくなっているため、従来と同じやり方や考え方では持続的な経営体制を保てなくなりつつある。だからこそ、自院を外部環境にフィットした組織に能動的に変えていく意識が必要となる。また、ある程度の規模の病院は職員数が多く、「大企業病」に陥りやすく、変革がスムーズにいかないことも多い。大企業病とは、組織が新しい挑戦を好まず、古い慣習を尊重する集団的な様式や意識を有する状態を指す。そこで働く職員の傾向として、下記が挙げられる。

　　・担当の業務に特化できるので専門性が高まりやすい

　　・業務の進め方の体系化、マニュアル化が進みやすい

　　・上司と部下の関係は固定されていることが一般的

　　・指示・命令内容だけを無難にこなすことを目指す＝「ことなかれ」主義

　　・別の業務に関するノウハウを身につける機会が少ない

　　・挑戦的な姿勢、仕事の効率化を図る意欲が減る

　良い点もあるがネガティブな要素も無視できず、このような状態を放置していると、外部環境変化や競合の成長に耐えられず、自滅していくこととなってしまう。これからの時代、自院が外部環境に柔軟に適合し、地域の変わりゆく医療ニーズに的確に対応するためには、自院を競合に先んじて、能動的に自ら変えていくことを常態とすべきであろう。そのための参考になる組織変革のモデルを2つ示す。

・**クルト・レヴィン (Kurt Lewin) の組織変革モデル**
　　レヴィンは組織変革には「解凍—変化—再凍結」の3段階が必要であると提唱している。まず、既存の慣習や価値観を疑問視して組織を「解凍 (Unfreeze)」し、次に新しい行動様式やプロセスを導入して「変化 (Change)」を実行、最後に新たな状態を組織文化やルールとして定着させる「再凍結 (Refreeze)」を行う。

・ジョン・P・コッター（John P. Kotter）の「8つのプロセス」
　コッターは、危機感を醸成し、変革推進チームを結成してビジョンと戦略を策定・共有し、障害を取り除きつつ短期的成果を生み出し、その成果を活用して変革を拡大し、新しい文化を組織に定着させる8つのプロセスを提唱している。同時に、「つまずきの石」として、危機感の不足やビジョンの曖昧さ、短期成果の欠如、変革推進チームの弱さ、新しい文化を定着させる努力の不足などが、組織変革を失敗に導く主な要因と述べている。

　組織変革を進める際の課題としては、大きく分けて「抵抗」「コミュニケーション不全」「リソース不足」が挙げられる。レヴィンが示唆するように、人や組織は慣れ親しんだ状態を維持しようとする力が働き、変革には自然と抵抗が生じる。ここで経営者や変革推進者は、コッターのステップに従い、トップのコミットメントと緊密な情報共有によって危機感と必要性を全員で共有することが鉄則である。組織内の抵抗勢力の多くは、危機感の共有時点では抵抗を表に出さないことが多く、実際に業務変更や自身の負担増の段階になると抵抗し始める。よって、抵抗勢力になりそうな職員には、変革後の状況を事前にきちんと説明しておくコミュニケーションが重要となる。また、新しい戦略を遂行するには十分な人員配置や予算などを確保する必要があるが、「日常業務との両立が困難である」との現場からの反発などにより変革に注ぐリソースが不足しがちになる。さらに、組織文化や慣行の変革には時間がかかり、短期的な成果やコスト削減を求めるあまり、途中で頓挫することも多い。だからこそ、経営者の強い意志としつこい執念を持ち変革を進めていかなければならない。

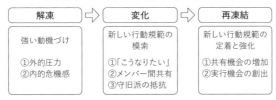

コッターの「8段階プロセス」と「つまずきの石」

コッター　8段階プロセス
① 危機意識を高める
② 変革推進のための連帯チームを作る
③ ビジョンと戦略を打ち出す
④ 変革のためのビジョンを周知徹底する
⑤ 職員の自発を促す
⑥ 短期的成果を実現する
⑦ 成果を生かして、さらなる変革を推進する
⑧ 新しい方法を企業文化に定着させる

つまずきの石　変革が進まない原因
① 内向きの企業文化
② 官僚主義
③ 社内派閥
④ 相互の信頼感の欠如
⑤ 不活発なチームワーク
⑥ 社内外に対しての傲慢な態度
⑦ 中間管理層のリーダーシップの欠如
⑧ 不確実に対する恐れなど

59 業務改革

POINT
- 既存のビジネスプロセスを根本的に見直し、大幅な効率化や価値創造を目指す手法
- 職員の抵抗や部門間の利害調整、投資コスト、コミュニケーションコストなどがリスクに
- ゴールからの逆算、プロセス可視化、トップダウンとボトムアップの融合などが勘所

　業務改革（Business Process Reengineering：BPR）は、企業が持続的に成長し、激しい競争環境を生き抜くために、既存のビジネスプロセスを根本的に見直し、大幅な効率化や価値創造を目指す手法である。BPRはマイケル・ハマー（Michael Hammer）とジェームズ・チャンピー（James Champy）によって提唱され、「やり方の改善」ではなく「根底からの再設計」により、企業のパフォーマンスを飛躍的に引き上げることを目的としている。

　医療経営においても業務改革は当然必要である。少子高齢化による医療需要の増大や人材不足、診療報酬の改定やIT化の進展など、様々な環境変化に迅速に対応しなければ、経営基盤が揺らぎかねない。また、チーム医療や働き方改革を推進するには、多職種の連携推進や情報共有の強化、無駄の排除などの業務プロセスの見直しが不可欠である。限られたリソースを有効活用し、患者満足と医療の質を維持・向上するために、医療経営における業務改革は避けては通れない課題と言える。

　なお、「業務改善」という言葉もよく耳にするが、その違いは、業務の根幹となる仕組みまでは変更せず、一部の業務手順などを見直して効率アップを図り目先の課題解決を目指すのが業務改善であり、「業務改革」は仕組みまで根本的に変えることを指す。医療機関における業務改革の重要なポイントとして下記に挙げる。

- **ゴールからの逆算**：まず「顧客である患者にとっての価値は何か」「どうすれば競合優位を確立できるか」といったゴールを設定し、その実現に最適化される形で業務フローを組み立てる。「現場の不満点をとりあえず解消する」というアプローチではなく、一度既存のプロセスを白紙に戻して、ゼロベースで新たに理想の姿を描く姿勢が基本となる。
- **プロセスの可視化**：成功させるためには、現状の業務フローを明確に把握し、どこに無駄や重複が生じているかを洗い出す必要がある。いわゆる、業務の棚卸である。プロセスを可視化することで、意思決定ポイントや情報の流れ、責任分担が分かりやすくなり、抜本的な再設計がしやすくなる。
- **トップダウンとボトムアップの融合**：大規模な改革にはトップマネジメントの強いコ

ミットメントが不可欠だが、現場での実務に精通している現場医療職の知恵も取り入れることが肝要である。トップが方向性やビジョンを示しつつ、現場からの声を集めて具体的な改革案を創り上げることで、改革の実効性と納得感が高まる。

- **IT活用の検討**：昨今の業務改革の多くは、プロセス革新とITシステム導入がセットで行われるケースが多い。例えばERP（Enterprise Resource Planning）やRPA（Robotic Process Automation）、AIなどを導入して業務を自動化・効率化する場面では、その目的がプロセス改革と連動していることが必要となる。ITシステムだけを導入しても、それまでの形骸化したプロセスをそのまま焼き直すだけでは効果を得られない。

なお、「プロセスの可視化」をした段階で、ボトルネックが見えてくる。このボトルネックの考え方は、物理学者兼経営コンサルタントのエリヤフ・M・ゴールドラット（Eliyahu M. Goldratt）が提唱した制約理論（Theory of Constraints）で説明される。この理論は、組織やプロセス全体の成果を左右するボトルネック（制約）を特定し、そこに改善策を集中することで全体のパフォーマンスを高める考え方である。具体的には、①制約を見つける、②制約を徹底活用する、③他のプロセスを制約に合わせる、④制約を打破する、⑤再評価を行う、というステップで進められる。業務の生産性向上やリードタイム短縮を図る際に多くの現場で活用されている。

また、業務改革では、改革後に利害関係者（患者、職員、経営者など）が何らかの形で改革前よりもうれしい状態（リターンを得た状態）になるべきである。ここで、業務改革で目指す代表的なリターン5種を図示する。これらリターンを得られるであろう近未来像を示しながら、各関係者との調整を図っていく。

業務改革はある意味、現場側や経営側などに痛みを伴う変化や追加的投資が必要な点もあり、進める際の注意点も同時に示す。

- **部分最適のまま終わってしまう**：本来、医療経営全体の視点から大きくプロセスを見直すのが目的だが、現場レベルで局所的な改善にとどまるケースが多い。これは、組織内の縦割り意識や既得権益が強く、全体最適よりも部門ごとの最適化を優先するためである。
- **現場の抵抗**：大幅な業務フロー変更は、職員の業務範囲や職務内容、評価基準に直接影響を与える。業務改革によって既存の職能や業務のやり方が脅かされると感じる現場職員が強い抵抗を示す場合がある。
- **短期的投資コストの大きさ**：業務改革には一過性に人的資源の追加投入やIT導入費用など、何らかの投資が伴う場合が多い。これらに対して十分な検証や運用テストを行わずに導入してしまうと、かえって混乱が生じるリスクがある。
- **トップの関与不足**：業務改革は根本的な再設計を前提とするため、中途半端に現場

任せにすると根づかず頓挫してしまう。トップマネジメントが何度もその必要性と重要性を説き、改革の先頭に立ち、必要なリソースを積極的に投入する姿勢が望まれる。

業務改革は、従来のプロセスや組織の仕組みを根底から再構築することで、医療機関全体の生産性や医療の質、患者満足度を向上させる手法である。一方で、大幅な改革には職員の抵抗や部門間利害調整、投資コスト、コミュニケーションコストなどのリスクが伴う。成功の鍵は、トップダウンによる強いリーダーシップとボトムアップの現場知見の融合・結合、そして短期的・局所的な最適化にとどまらず、大きな価値創造を組織の方向性として目指すことである。

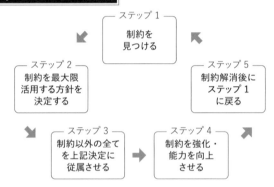

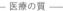

60 働き方改革・ワークライフバランス

POINT
- 長時間労働や少子高齢化、労働力不足といった課題を背景に進められる働き方改革
- 経営者にはまず「人材を持続的に生かす」という基本的視点が必要
- 人材の確保・定着、患者へのサービス提供価値の向上などの視点から働き方改革を

第6章 人・組織

　日本における「働き方改革」は、労働環境や社会構造の変化に対応し、長時間労働や職員の心身の疲労、労働力不足といった課題を解決するために取り組まれてきた施策である。これまで日本では、高度経済成長期に築かれた「終身雇用」「年功序列」「企業別組合」といった日本的雇用慣行があったが、これらは長期的な雇用安定や企業と職員の一体感を生んだ一方、過剰な残業や「過労死」が社会問題となるほどの長時間労働文化を生み出した。さらに、バブル崩壊後の景気低迷やグローバル化の進展、IT技術の急速な発展によって、企業は生産性やイノベーションを高める必要に迫られたが、従来の働き方では新たな価値創造に対応しきれなくなっていた。こうした状況を打開するため、「働き方改革実行計画」（2017年）や関連法の改正（2018年）などの施策が推進されるようになった。具体的には、時間外労働の上限規制、同一労働同一賃金の実現、テレワークやフレックスタイム制の活用推進などが挙げられる。これらは、職員の心身の健康保持やワーク・ライフ・バランスの実現に寄与するだけでなく、多様な人材がその能力を発揮しやすい職場環境づくりにもつながることを目指している。特に、女性・高齢者・外国人労働者など、労働力の裾野を広げることも重要視されており、人口減少が進む社会における企業の活力維持に大きく貢献すると期待されている。

　これらを踏まえて、医療機関を含む企業や組織の経営者は、まず「人材を持続的に生かす」という基本的視点が求められる。単に法規制に対応するための残業削減や制度導入ではなく、職員のキャリア志向やライフステージに合わせた柔軟な就業環境を整備し、組織の生産性を高める取り組みが不可欠となる。また、IT投資や業務プロセスの見直しにより業務効率を改善することも忘れてはならない。つまり、優秀な人材の採用・定着を図り、企業の競争力向上と社会的責任の両立を実現していくことが、働き方改革における経営の要点と言える。

　さらに、医療界では「医師の働き方改革」が話題となっている。高齢化による医療需要の増大がある一方、医師の診療科・地域間の偏在が原因で一部の病院や診療科に負担が集中している現状があり、医師の長時間労働は常態化してきた。そこで、医師の過酷な勤務環境が社会問題となり、医師の働き方改革が国を挙げて推進されるよう

173

になった。医師の働き方改革の重要なポイントとしては、2024年から施行されている医師の時間外労働規制が挙げられ、これまで以上の労働環境整備、タスクシェア・シフトの推進等による医師負担の見直しが進められている。また、追加的健康確保措置として、連続勤務時間の制限、勤務間インターバルの確保などがあり、勤務医の心身の健康を守る安全装置が整備され始めている。ただ、働き方改革を全ての病院で進めるためには、医師不足が深刻な地域や多忙な診療科への配慮、夜間・救急体制の維持、そして医療の質を落とさずに労働時間を削減するための診療体制の再構築、生産性の向上など、解決すべき課題も多くある。

医師のみならず医療職全体に対する働き方改革は、医療経営においても、医療の質向上と経営効率の両面でプラスとなるはずである。職員の健康を守り、過重労働を防ぐことで、ミスや医療事故のリスクを軽減し、患者への提供価値を高めることも働き方改革の本質の1つであろう。柔軟な勤務体制や業務分担の見直しは、離職率を低下させると同時に、魅力的な労働環境に映ることで人材確保を容易にし、採用や育成コストの削減につながる。さらに、働き方改革のプロセスの中で推進されるITの活用や業務の効率化により、生産性を向上させ、経営的に無駄なコストの削減につながる。

魅力ある職場づくりを通じて、優秀な人材の確保と定着が促進され、患者への提供価値を向上させ、地域内での持続可能な医療提供体制が確立されていく。つまり、政策的誘導で働き方改革を見るのではなく、医療経営の安定と成長に直結する重要な戦略視点で見ていくべきである。

医師の働き方改革の全体像

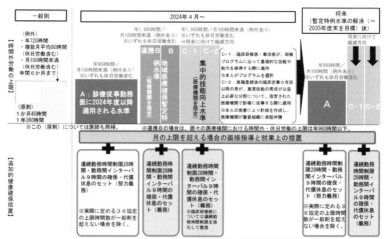

出典：厚生労働省

第 **7** 章

交渉・
コミュニケーション

61 交渉とは

POINT
- 互いの利害や目的を調整し、合意点を見いだすために情報と条件を交換するプロセス
- 対立を深めるのではなく、「win-win」の結果の創出を重視する「プリンシプル交渉」を
- 経営の場面だけでなく、日常の臨床現場での職種間のやり取りなどにも生きる交渉術

　交渉とは、複数の当事者が互いの利害や目的を調整し、合意点を見いだすために情報と条件を交換するプロセスである。経営学においては、取引先や顧客、従業員、投資家など多様なステークホルダーとの関係構築に不可欠な手段として位置づけられ、交渉の成果によって当事者の様々な利益が左右される。

　交渉には、対外的な交渉もあれば、対内的な交渉もある。例えば、院内では他部門との交渉がそれに当たり、自部門の要求を受け入れてもらえるようにするのが部門管理者のタスクの1つでもある。もちろん、対部下とのコミュニケーション内にも交渉部分は含まれるため、部下に何らかの要望を出す際には交渉力が必要となる。よって、経営者や管理職は、高い交渉スキルを身につけることで、自身の管轄する組織や部門の成長機会やリスク回避の可能性を広げることができる。

　交渉学において世界的に広く知られている理論の1つが、ロジャー・フィッシャー (Roger Fisher) とウィリアム・ユーリー (William Ury) らが提唱した「プリンシプル交渉 (ハーバード流交渉術)」である。この理論は、「人と問題を切り離す」「立場ではなく利益に焦点を当てる」「客観的基準を活用する」といった原則をベースとして、互いの利害を最大限に尊重しながら問題解決型の合意を目指すアプローチである。従来の力関係に左右されやすい立場交渉とは異なり、対立を深めるのではなく、「win-win」の関係となる結果を生み出すことを重視している。以下に、この理論のポイントを簡単にまとめる。

- **人と問題を切り離す**：相手を「問題そのもの」と見なすのではなく、あくまで課題解決のパートナーとして接する。攻撃的な態度は極力避け、信頼関係を保ちながら冷静に話し合う。
- **立場ではなく利益に注目する**：お互いの「要求 (立場)」をぶつけ合うのではなく、「なぜその要求が必要なのか (利益)」を探る。利害関係を理解することで、対立ではなく協調の余地を見つけやすくなる。
- **選択肢を幅広く考える**：1つの案に固執せず、多角的に案を出し合う。アイデアをブレインストーミングし、互いにメリットがある「win-win」につながる選択肢を模索

する。

- **客観的基準を活用する**：感情や思い込みを避けるために、業界の相場やデータ、法的基準などの客観的根拠を用いる。
- **BATNA（代替案：Best Alternative to a Negotiated Agreement）を把握する**：万一合意に至らなかった場合の「最善の代替案」を明確にしておく。BATNAを把握することにより、交渉における自分の許容範囲や優先事項が明確化し、より的確な判断ができるようになる。

　プリンシプル交渉はビジネス交渉や労使関係だけでなく、国際政治や公共政策など、多岐にわたる領域で応用されており、協調的な成果を生む上で有効な手法として広く活用されている。もちろん、医療経営において交渉が必要なシーンにも応用可能である。以下に、医療経営における交渉シーンの例を示す。

- **医療材料・医薬品の調達交渉**：医療材料や医薬品の仕入れ先である卸業者や製薬企業との価格交渉や納期調整などで活用できる。医療経営では、コストを抑えながら医療の質を担保するために品質や物量の安定確保が求められるため、単純な価格交渉だけでなく、納入条件や在庫管理、物流体制など幅広い項目を折衝するケースが多い。
- **医師や看護師の採用条件の調整**：人材不足が深刻化する中で、優秀な医師や看護師を確保するために給与、福利厚生、勤務環境などの条件を求職者と交渉するケースがある。
- **他院との連携・病床再編に関する協議**：患者の紹介・逆紹介を含めたシーンにおいて、地域の他の病院や診療所との患者のやり取りや連携体制を整備する際の協議に交渉術が役立つ。それぞれの強みを生かしつつ地域の医療ニーズやリクエストを満たす合意形成が不可欠となる。
- **患者や家族との面談**：患者やその家族に対して治療方針や費用負担などを話し合う場面では、医療者が主導して押し切るのではなく、患者の意向や生活背景を踏まえて、患者や家族が納得感を得られる選択肢を提示するために交渉術が生きる。

　こうした交渉術については、医療経営に関するシーンだけでなく、日常の臨床現場でも駆使されているシーンが多数存在する。医療機関の経営者だけでなく管理職クラスも交渉術を身につけ、利害関係者とのスムーズなコミュニケーションを図りつつ、自院または自身の部署の要求・希望をできる限り相手に聞いてもらえるようになる状況を構築したい。

62 利害関係者

POINT

- 直接的・間接的に利益や影響を受ける・与える立場の個人、集団、団体のこと
- 患者、職員、経営者、地域住民、保険者、製薬会社、自治体、医局などが利害関係者に
- 多岐にわたる利害関係者、それぞれの特徴や要望を客観的に捉え分析して関係性を強化

経営においては必ず利害関係者 (ステークホルダー、Stakeholder) が存在する。特定の組織やプロジェクト、活動に対して直接的または間接的に利益や影響を受ける、あるいは与える立場にある個人、集団、または団体を指す。経営学やプロジェクト管理など多くの分野で使われ、組織やプロジェクトを成功に導く上で無視できない存在でもある。経営では、それぞれの利害関係者に対して交渉やコミュニケーションを試みて、利害関係者の支持や協力を引き出す、または敵対行動を低減させる取り組みが必要になる。

医療経営における代表的な利害関係者を挙げると以下の通りであり、その存在は多岐にわたる。

1. **患者とその家族**：医療機関の主要なサービス受益者であり、治療やケアを提供する対象者
2. **医師、看護師、その他の医療従事者**：医療サービスの提供に直接携わる中心的な存在
3. **医療経営者・管理者**：医療機関全体の運営・経営方針を策定し、収益性や持続可能性を確保する
4. **地域住民**：医療機関の潜在的な利用者であり、地域医療の恩恵を受ける
5. **保険者 (公的保険・民間保険)**：医療費の支払いを行い、患者・住民と医療機関の間で資金を流通させる
6. **製薬会社・医療機器メーカー・卸業者**：医薬品や医療機器、その他必要物品を供給する
7. **政府・地方自治体**：医療政策の策定や補助金の提供を行い、地域医療の整備を推進
8. **医局・医療関連団体・学会**：医療従事者の派遣、教育・研修、専門資格の付与などを行う
9. **地域医療機関 (他の病院・診療所・介護施設)**：紹介元・紹介先として医療機関と連携し、地域全体の医療サービスを支える
10. **投資家・金融機関**：医療機関運営に資金を提供し、財務基盤を支える

これらの利害関係者は、それぞれ異なる視点から医療経営に関わる。医療機関の経

営者は、これらの利害関係者のニーズや期待を適切に理解し、バランスを取りながら、ミッションや目標を達成することが求められる。その際に、利害関係者の特徴や求めることを、自院の経営視点で客観的に捉えることが重要となる。その際には、ステークホルダー分析 (Stakeholder Analysis) が効果的である。これは、プロジェクトや経営活動に関連する利害関係者を特定し、それぞれの影響力や関心度、ニーズ、期待を評価して、効果的なコミュニケーションや関係構築を図るための手法である。具体的には下記のステップとなる。

1. **ステークホルダーの特定**：プロジェクトや経営活動に影響を与える、または受ける可能性がある個人、グループ、組織を洗い出す
2. **影響力と関心度の評価**：各ステークホルダーのプロジェクトに対する影響力（意思決定への関与度や資源の提供能力）と関心度（そのプロジェクトにどれだけ関心を持っているか）を評価する
3. **分類とマッピング**：ステークホルダーを影響力と関心度の2軸でマトリクスに配置 (Power-Interest Grid)。
   （ア）高い影響力 + 高い関心度：密接な管理が必要
   （イ）高い影響力 + 低い関心度：適切な情報提供で管理
   （ウ）低い影響力 + 高い関心度：情報共有を重視
   （エ）低い影響力 + 低い関心度：最低限の観察で対応
4. **コミュニケーション戦略の策定**：各ステークホルダーとの関係性を強化するための戦略を策定する
5. **モニタリングと再評価**：プロジェクトの進行に伴い、ステークホルダーの関心や影響力が変化するため、定期的に再評価を行い、戦略を調整する。

なお、Power-Interest Gridは、下図に示すように、「影響力 (Power)」と「関心度 (Interest)」の2つの軸で分類するマトリクスであり、それぞれの対象者へのマネジメント方法を分けて対応する。

Power-Interest Grid

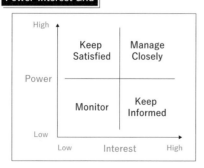

① **Manage Closely**：最も重要なステークホルダーであり、プロジェクトの進捗に満足してもらうことを優先すべき
② **Keep Satisfied**：組織での影響力が大きいため、この人たちを満足させるように努力すべき。ただ、関心は低いので過剰なコミュニケーションは不快
③ **Keep Informed**：常に情報を提供し、プロジェクトで問題が発生していないかどうかを定期的にチェック
④ **Monitor**：定期観測するだけでOK

63 交渉の構造とプロセス

POINT
- 交渉がどのような要素で成り立ち、どう進められるかを知った上で対応を
- 交渉決裂時に取り得る最善の代替案を用意し、譲歩範囲や限界を冷静に見極める
- 譲れる・譲れない条件を明確にし、互いの譲歩範囲が重なる「合意可能領域」を見いだす

　経営では様々な組織や部署などの利害や目的を調整し、利害関係者同士が納得できる合意点を見いだすことが非常に大切な取り組みとなる。そのために、各種ある交渉がどのような要素によって成り立ち、どのように進められるかを知っておくべきである。交渉に関する主な要素について以下に示す。

- **当事者**：交渉には少なくとも2つ以上の組織や個人が参加し、それぞれが異なる利害や目的を持っていることが基本となる
- **課題・争点**：交渉の対象となる具体的なテーマや争点を指す。価格や納期、契約条件など、交渉を通じて合意が必要な項目がここに当たる
- **立場と利益**
  - 立場：当事者が「○○○○が欲しい」「□□□□をしたい」と主張したりする、表面上の要求や条件
  - 利益：相手の立場の裏にある、本質的なニーズや理由。交渉をスムーズに進めるためには、「相手がなぜそう望むのか」という真の理由を検討して理解することがカギとなる
- **BATNA (Best Alternative to a Negotiated Agreement)**：相手との交渉が決裂した場合に、自分が取ることのできる最善の代替案。具体的な例としては、病院経営者が新しい医師を採用する交渉を行う場合、提示条件に医師が万一同意しなかった際の代替案として、代わりに非常勤医師を追加で雇用する、もしくは医師の新規採用を諦めて診療科の一部を縮小する案を用意することなどが考えられる。交渉を行う前にこの代替案を把握しておくことにより、交渉する際の譲歩範囲や限界を冷静に見極められるようになる。一方で、相手のBATNAも予測し、交渉力を適切に行使する必要がある
- **ZOPA (Zone of Possible Agreement)**：お互いの譲歩範囲が重複する「合意可能領域」を指す。例えば、売り手の最低価格と買い手の最高支払額が交わるゾーンがあれば、何らかの合意に至る可能性がある。医療機関の経営における給与交渉の現場で見ると、医師が希望する最低給与が1200万円であり、医療機関が支払可能な最

高給与が1500万円の場合、1200万円から1500万円の間がZOPAとなる。この範囲内で交渉が行われれば合意が成立する可能性が高い。ZOPAを見極めるためには、双方のBATNAを分析し、譲れる条件と譲れない条件を明確にして交渉に臨むことが重要である

・**選択肢と客観的基準**
  ・選択肢：交渉が行き詰まったり決裂しないように、複数の解決策やアイデアを洗い出す
  ・客観的基準：感情的な対立を避け、業界の相場や公的なデータなどを、合理的に判断するための根拠として利用する
・**合意と実行**：交渉の終着点は合意の形成であるが、最終的にはその合意内容を実行し、成果を生み出すことがゴール。合意が守られるよう、実行計画や責任分担を明確にしておく必要がある

交渉の中で使用頻度の高いZOPAについて、具体例を交えて見てみる。
  ・状況：求職医師と病院の給与交渉
  ・求職医師の最低希望年収：1200万円
  ・病院の最高提示年収：1500万円
  ・ZOPA = 1200万円 ～ 1500万円　→　この範囲内で合意可能。
交渉戦略
  ・求職医師側：1500万円を狙う
  「これまでの診療実績」「特別なスキル」などをアピールして、最大限の報酬を得る。
  ・病院側：1200万円に近づける
  「自院内の同年代の給与を参考に提示する」「昇給の仕組みを説明」「研修費用助成や福利厚生を充実させる」など、年収以外の条件で満足度を高める。
  ⇒　落としどころとして、1300万円＋出来高払い（事前同意した診療実績の達成を条件、合計で1450万円以下）となった。病院側としては1500万円よりも安く雇用でき、ある程度の診療へのコミットメントを事前確約できたこととなり、病院経営上は有利に考え得る結果を得た。

交渉では「誰が、何について、どんな理由で、どこまで交渉するか」を整理し、自身と相手との利害を調整して合意するプロセスが重要になる。特に「相手の利益を理解し、こちらの利益も伝えながら、合意可能領域を探す」という流れが、交渉成功のポイントと言える。

下のケースの登場人物になったつもりで、本書で解説した知識やフレームワークなど
を活用して課題の分析等を行ってみてください。事例を通じて様々な視点から問題を
眺めることで、経営的統合力が身につくことを期待できます。

Case │ カモミール総合病院での医師採用交渉

　地方都市にある「カモミール総合病院」はここ数年、慢性的な医師不足に悩まされ
ていた。病院の経営を預かる院長の鈴木大輔は、東京の大学病院で実績を積んだ循環
器専門医・佐藤浩二との採用面談を控え、落ち着かない表情でデスクに向かってい
る。地域の高齢化が急激に進む中、循環器疾患の患者が急増しているため、新たな循
環器専門医の採用は病院存続のカギとなる。しかし、鈴木は「限られた予算と高い専
門性を持つ医師の要求について、どう折り合いをつければいいのか……」と頭を抱え
ていた。

　鈴木がまず取りかかったのは、市場相場の給与レンジや他院の勤務条件のリサーチ
である。「これは交渉の初期ステップで、情報収集が大事だな」と自分に言い聞かせ
る。佐藤の求める給与水準を把握するだけでなく、学会出張費や研究支援などの制度
の充実も検討しなければならない。対立する姿勢で臨むのではなく、互いのメリット
を最大化するために「どうすれば双方が望む成果を得られるか」を考えるのが、鈴木
が尊敬する教授から学んだ「プリンシプル交渉」の基本だ。

　ところが、懸念は山積みだった。病院の財政状況は厳しく、給与を大幅に上げる余
裕はない。一方、佐藤は最新の研究にも関心が高いと聞く。そこで鈴木は、「給与以
外に魅力を感じてもらえる条件は何だろう？」と考えを巡らせる。最新の医療設備導
入を計画していることや、学会活動を支援する制度拡充の可能性など、複数のオプ
ション（選択肢）を示すことで「給与面以外のメリット」をアピールできるのではない
かと考えた。

　さらに鈴木は、「お互いのBATNA」を意識しようと自分に言い聞かせる。もし交渉
が決裂した場合、佐藤はほかの大病院を選ぶかもしれない。一方で、鈴木には非常勤
医や他の候補者を探す手もある。だが、「地域医療を充実させる」という病院のミッ
ションを考えれば、佐藤のような優秀な専門医をぜひ迎え入れたい。「BATNAを比較
して、当院が提示できる最善策と佐藤の期待の落としどころ、ZOPA（合意可能領域）
はきっとあるはずだ」と鈴木は期待を抱く。

　面談当日、病院会議室で顔を合わせる鈴木と佐藤。鈴木は雑談を交えながら、佐藤
のこれまでの実績を尊重しつつ、「なぜその条件を求めているのか」を丁寧にヒアリ
ングする。佐藤が「研究発表の機会が欲しい、最先端の機器での治療をしてみたい」

と話すと、鈴木は「それであれば当院の支援制度が生かせそうだ」と感じる。同時に、佐藤が思いのほか夜勤・オンコール回数の多さを懸念していると分かると、夜勤の日数を一定数に抑えてその分、研究日を確保することを提案する。「交渉とは、互いの立場をぶつけ合うのでなく、相手の利益に耳を傾けることから始まるのだな」と鈴木は改めて実感した。

　最終的に、給与は相場よりやや低めでも、学会発表の旅費を全額サポートし、新たに導入予定の最新CT設備の実用化プロジェクトにおけるリーダー役を任せることで、佐藤の希望と鈴木が掲げる地域医療の発展が両立する形で合意に至った。条件を文書化し、後日、正式な雇用契約を取り交わす段取りとなった。

　会議室を後にする佐藤の背中を見送りながら、鈴木は深い安堵を覚える。「複数のオプションを提示して、相手と自分のBATNAを意識しつつ、互いの利益に焦点を当てる」——。交渉学で学んだ対応ポイントが功を奏したのである。これで地域に必要な専門医を確保し、病院経営も安定へ向かう一歩を踏み出せる。鈴木は改めて、交渉は単なる駆け引きではなく、互いの利益を見いだす創造的なプロセスであることをかみしめていた。

▐▶設問
今回の交渉における成功要因を時系列でまとめてください。

64 心理バイアス

POINT
- 意思決定や判断が、個人の先入観や感情、経験などに影響されて偏ること
- 確証バイアス、ハロー効果、アンカリング効果、サンクコスト効果など様々あるバイアス
- 意思決定の際に客観的データや業界標準、明確な評価基準を活用することも重要に

　心理バイアスとは、意思決定や判断が客観的情報や論理的思考ではなく、個人の先入観、感情、経験などに影響され、偏りを持つことを指す。心理学や行動経済学の分野で広く研究されており、しばしば意思決定の非合理性を説明する概念として用いられる。心理バイアスには様々な種類があり、代表的なものを以下にまとめる。

確証バイアス（Confirmation Bias）

　自分が持つ先入観や仮説を裏づける情報ばかりに注目し、反証となるデータや意見を無視・軽視してしまう傾向。医療現場では、医師がある疾患を疑った際、その症状や検査結果に当てはまる証拠ばかりを集め、別の疾患の可能性や否定材料を十分に検討しないケースが考えられる。発熱や咳があれば「単なる風邪だろう」と早々に決めつけ、実は深刻な合併症が潜んでいても見逃してしまうパターンなどが挙げられる。このバイアスを回避するには、複数の視点やセカンドオピニオンを取り入れ、常に別の可能性を検討する姿勢が重要である。

ハロー効果（Halo Effect）

　目立つ特徴や第一印象が、そのほかの要素の評価にまで影響を及ぼす現象。学歴や出身大学が高名である医師を過大に評価し、実際の臨床能力やコミュニケーション力などを客観的に見られなくなる場合が挙げられる。例えば、著名な大学病院で研修を積んだ看護師だからといって、必ずしも優れた看護技術を持ち合わせているとは限らないのに、過度な期待をしてしまう。このバイアスを防ぐには、評価基準を明確に設定し、複数の角度から観察・評価を行う必要がある。

アンカリング効果（Anchoring Effect）

　最初に提示された数字や情報が「基準点（アンカー）」となり、後の判断がその影響を強く受けること。医療経営の場面では、医療機器の購入交渉などで初期に提示された価格にとらわれ、実際に交渉可能な相場よりも高い価格で契約してしまうことがあ

る。医療機器メーカーの営業側がよく用いる手法であり、「1億円の機器ですが、貴院に限り3000万円にしておきます」と言われると、お買い得になった気持ちを持ってしまう。営業側としては3000万円でも十分に利益が出ることを分かっていて、アンカリング効果を使用するのである。アンカリング効果を回避するには、初期情報に依存せず、相場データや他院の実績など客観的根拠を収集し、冷静に再考することが重要となる。

▌サンクコスト効果（Sunk Cost Effect）

既に投入した時間や費用を惜しむあまり、非合理的な継続を選択してしまう心理的傾向。医療経営では、高額の資金を投じて導入した医療機器が期待した効果を生まず、スタッフから改善提案があっても、「もったいない」「今さら後に引けない」として買い替えや売却を避ける場合がある。地域のニーズがないにもかかわらず導入したCTなどについて、多額の費用をかけたことを気にして最適な見直しの機会が失われ、無理して患者を増やす苦労をするパターンである。このバイアスを乗り越えるには、冷静に費用対効果を再評価し、必要に応じて方向転換を検討する勇気が求められる。

▌損失回避バイアス（Loss Aversion）

人は利益を得る喜びよりも損失を被る苦痛を大きく感じるため、リスクを避ける方向に意思決定が偏りやすい現象。病院の経営陣が新たな診療科の開設や最新設備への投資を検討する際、「失敗したらどうしよう」「損したら大変だ」という恐れが先行し、将来的な利益を得る機会を逃すことがある。例えば、地域ニーズが圧倒的に高まっている在宅医療サービスの導入を躊躇し、結果的に他院に先を越されてしまい、ニーズを奪われてしまうパターンが典型例である。損失回避バイアスを克服するには、将来的な可能性も含めて総合的なリスク・リターンの分析を行い、慎重さと積極性のバランスを取る判断が必要である。

心理バイアスは誰にでも起こり得るため、医療機関の経営者がその存在と影響を自覚することが第一歩である。特に「確証バイアス」「ハロー効果」「サンクコスト効果」など、意思決定に影響を与えやすいバイアスをリスト化し、重要場面ではそれらが働いていないか点検することが有効である。また、主観や感情に左右されないよう、意思決定時には客観的データや業界標準、明確な評価基準を活用し、複数人で多様な視点で検討することを意識することが重要である。例えば、人材採用では応募者の学歴や経歴に偏るのではなく、具体的な職務適性やスキルセットを数値化し、それをベースに評価していく。さらに、経営コンサルタントや外部専門家の意見を取り入れることで、組織内部の慣性や個人的なバイアスを超えた視点を得ることができる。特に重要な戦略や投資判断では、第三者のレビューを意識的に活用するのが効果的である。

65 コミュニケーション

POINT
- 個人や集団が言語、非言語的手段を通じて情報、感情、意図、考えを共有するプロセス
- 情報の透明性、双方向性、リーダー層の橋渡し役、職場環境づくりが活性化の要諦
- 対話は課題解決に、会話は職場環境の向上に寄与し、両者の適切な使い分けを

コミュニケーションとは、個人または集団が言語、非言語的手段を通じて情報、感情、意図、または考えを相互に伝達し、共有するプロセスを指す。これにより、相手との理解や合意が形成され、行動が調整されていく。

医療経営におけるコミュニケーションは、医療の質や経営の安定に直結する極めて重要な要素である。医師、看護師、薬剤師、事務スタッフなど、多職種が連携する医療機関では、患者ケアや業務の効率化のために円滑な情報共有が不可欠である。患者との対話を通じた信頼構築や治療方針の説明、家族とのコミュニケーションをしっかりと行うことで、治療への納得と協力を生み出しやすくなる。また、経営層と現場スタッフの間でコミュニケーションを図ることで、相互理解が深まり、組織全体の目標達成に向けての協力関係の構築、職員自身のモチベーション向上、働きやすい職場環境の実現などにつながっていく。さらに、外部の利害関係者（他院、行政機関、地域住民）との良好な関係構築にも効果的なコミュニケーションが求められる。

特に、医療経営における経営層と職員間のコミュニケーションを円滑にすることは、医療の質や経営の安定に直結する重要な要素である。医師や看護師、事務スタッフなど多職種が協働する医療組織では、経営方針や業務改善策が現場で理解されなければ成果につながりにくい。そこで、具体的なポイントと活性化のコツを挙げる。

- **情報共有の一貫性と透明性**：経営層が新たな施策を打ち出す際、全職員に向けて同じメッセージをタイムリーに発信することが重要である。例えば、病床再編や新規設備への投資計画があるならば、その背景となる経営上の意図や費用対効果の見込みを具体的に説明する。また、オンラインツールや院内掲示板など、複数のチャネルを活用することで情報の行き渡りが偏らないように工夫する。
- **双方向コミュニケーションを促進する仕組みづくり**：経営者が方針を一方的に伝えるだけでは、現場の声が反映されにくい。例えば、定期的に「職員懇談会」や「経営者とのランチミーティング」などの場を設け、日ごろの業務で感じている改善点や課題を自由に出し合う機会を設置する。そこで出た意見を記録し、可能なものは施策に反映させ、反映が難しい場合も理由を明示することが、職員の納得感と信

頼を高めるポイントである。

- **リーダー層によるコミュニケーションリレー**：経営トップのメッセージを、診療科長や看護師長といった中間管理職が現場の言葉に置き換えて伝達することで、職員が自身の業務と結びつけて理解しやすくなる。逆に、現場からの提案や不満も中間管理職を通じて経営層に届けられるため、上下間の情報交換が円滑に行われる。
- **心理的安全性の確保**：職員が安心して発言できる風土を整えることで、問題やアイデアが早期に共有され、迅速な対応が可能になる。心理的安全性が高い職場では、職員が「失敗しても責められない」「自分の意見を述べても否定されない」という安心感を持ち、問題解決や業務改善に積極的に参加することにつながる。

　以上のように、医療経営におけるコミュニケーションを活性化させるためには、情報の透明性、双方向性、リーダー層の橋渡し役、職場環境づくりが要諦となる。また、「対話」と「会話」の違いもコミュニケーションを理解する上で重要である。対話は、経営層と現場職員が意見交換し、課題の本質を探り、解決策を見いだすことを目的とする建設的なコミュニケーションと言える。一方、会話は職員同士や経営者との間で日常的に行われる気軽なコミュニケーションで、職場の雰囲気を和らげたり、信頼関係を深める役割を果たす。昼休みの雑談や、職員の近況を尋ねる経営者の一言などが該当する。対話は課題解決に、会話は職場環境の向上に寄与し、両者を適切に使い分けることが要点である。

　さらに、医療機関の経営者や管理職から現場に対してコミュニケーションを図る際には、権威勾配があることを忘れてはならない。権威勾配とは、組織内や関係性の中で上下関係が存在する場合に、その権威の差がコミュニケーションの質や双方向性に与える影響を指す。具体的には、上司やリーダーが強い権威を持つ場面で、部下や現場スタッフが意見や提案、問題点を自由に表明しにくくなる。権威性が強い上司が現場からの意見を求めた場合、現場は「言わない」のではなく、「言えない」こともある。同時に、医療機関内のリーダー層は、非言語的コミュニケーションも意識する必要がある。例えば、現場職員へ何らかの温かいメッセージを伝える際に無表情や緊張した姿勢、荒々しい口調ではメッセージの真意が正しく伝わらないこともある。アイコンタクトやうなずき、相槌など、身振り素振りを交えることで誠実さや関心が伝わり、相手との信頼関係が深まっていく。ジェスチャーや体の向きにも注意を払い、話を聞く際は相手に体を向けて目を見て、聞き入る姿勢を意識的に保つことも重要である。

　多くの医療職は、「対患者」コミュニケーションのトレーニングを多く受けており、「患者の声に耳を傾ける」「非言語的コミュニケーションを意識する」「共感をもってコミュニケーションする」などを意識しているはずである。それを、対職員や対部下に実施するだけであり、基本的技術は身につけている職員は問題なく仕事上でのコミュニケーションスキルも向上するに違いない。

66 コンテンツとコンテキスト

POINT
- コンテンツは情報そのもの、コンテキストはその情報の背景や状況、文脈全般のこと
- 両者がうまく調和しないと、同じ言葉でも受け手に誤解を与える可能性も
- 管理職は意見の偏りや対立意見の調整などを図るファシリテーション技術の習得も重要

　コミュニケーションにおいて、「コンテンツ (Content)」とは相手に伝えたい情報そのもの、すなわち何を言うか、という実質的な内容を指す。これに対して、「コンテキスト (Context)」とは情報がやり取りされる背景や状況、文脈全般を意味する。両者がうまく調和していないと、同じ言葉を使っていても受け手に誤解を与えてしまうことが多い。

　医療経営の現場においては、例えば、院長が新しい経営方針を提示する際に発信する「コンテンツ」は、「診療科の再編」「予算の配分」「設備投資の計画」といった具体的な施策内容となる。これ自体は数値や事実関係を示すものであり、端的に情報を整理すれば職員へ伝わるはずである。しかし、実際には職員の受け取り方は様々であり、「コンテキスト」を考慮しないと、誤解や抵抗が生じやすい。例えば、病床の削減を伴う診療科再編を通達する場合を考えてみると、経営側は「慢性的な赤字を改善し、病院を持続的に運営するための施策」としてコンテンツを整理していても、実際には現場の看護師や事務スタッフにとっては「自分たちの職場がなくなるかもしれない」という不安や、「患者を十分に受け入れられなくなるのではないか？」という疑問が先に立つ可能性がある。この時、経営者は数字や計画書といったドライな事実や数値的な情報を提示するだけではなく、「どうしてこの時期に再編が必要なのか」「どのようなプロセスを踏んで判断したのか」「職員にどのようなサポートがあるのか」といった、背景情報や文脈関係を明確に示すコンテキストを合わせて伝える方が職員には理解しやすい。

　また、コンテキストには医療機関独自の組織文化や人間関係といったソフト面も含まれるため、同じコンテンツでも、話す人物によって伝わり方は異なる。例えば、「地域連携を強化しよう」と院長が言う場合と、研修医が言う場合とでは、周囲の職員の捉え方は大きく違ってくる。院長が発言した場合、その言葉は経営方針や全体戦略を示す重要なメッセージとして受け取られ、職員は具体的な施策や指示が伴う可能性を考慮して注目する。一方で、研修医が同じことを言った場合、その発言は個人的な意見や感想として受け取られる可能性が高く、即行動には直結しないだろう。

コンテンツには、定量的情報と定性的情報がある。医療経営の現場ではこの2種類の情報を適切に活用することが重要となる。まず、定量的情報とは、数値やデータで表現される数的情報を指す。例えば、病院の経営会議において、入院患者数や平均在院日数、外来の受診者数、診療科ごとの収益などは定量的情報に該当する。この情報は客観的で比較が可能であり、経営方針やリソース配分を決定するための根拠となる。また、数値目標の設定や進捗管理にも役立つため、具体的な改善策を導き出す際の土台となる。一方、定性的情報は、言葉や感覚、意見など、数値化しにくい主観的な情報を指す。例えば、現場職員からの「夜勤体制が負担になっている」「患者からの説明不足の指摘が多い」「あの人と話すとストレスが多い」という声は定性的情報である。これらは定量的データでは捉えきれない背景や感情を補完することに役立つ。例えば、職員の離職率（定量的情報）が高い場合、その原因を探るために職員の声や意見（定性的情報）を収集して分析していくことが、適切な経営判断につながっていく。数値で全体像を把握しつつ、現場の具体的な課題を深掘りすることで、効果的な意思決定と改善策の実行が可能となるため、2種類の情報をバランスよく収集・分析する意識を持っておきたい。

加えて、会議やミーティングなどでメンバー間のコミュニケーションを活性化させるために、ファシリテーションという技術が不可欠である。これは、議論や対話を円滑に進め、参加者が意見を共有しやすい場を作るための技術を指す。特に、医師、看護師、薬剤師、リハビリスタッフなど多職種が協働する環境では、それぞれの専門性や役割が異なり、意見の衝突や誤解が生じやすいため、効果的なファシリテーションが重要となる。ファシリテーションをする役目がある人をファシリテーターと呼ぶ。その役割は、参加者全員が平等に意見を出せる雰囲気を作り、対話を促進することにある。ファシリテーターは、参加者の多様な視点を引き出し、統合する役割を担い、議論の方向性を適切に整理し、意見が偏らないよう発言を促したり、専門用語の説明を補足して理解のギャップを埋めたりすることを意識していく。また、異なる立場の意見が衝突する場面では、ファシリテーターが中立的な立場から各意見の背景を確認し、共通の目的に立ち返ることで建設的な対話を導くことができる。このように、ファシリテーションが効果的に行われれば、院内の会議体は活性化し、円滑な経営施策の実行に寄与することとなる。院内の会議体をうまく仕切るためのファシリテーション技術の習得は、管理職や経営層の最優先スキルの1つとも言える。

コミュニケーションを取る際は、コンテンツとしての施策内容や情報を的確に伝えるだけでなく、それがどのような背景の下で決定され、どんな影響や恩恵があると想定されるか、誰が伝えるべきなかなどのコンテキストを意識することで、組織内の情報のやり取りが円滑になっていく。また、院内の管理職やリーダー層はコミュニケーションを円滑に進めるためのファシリテーション技術を習得することも重要である。

第 **8** 章

地域連携

67 地域連携の目的

POINT
- 地域連携の推進は、患者・病院・地域にとってメリットが多い取り組み
- 診療情報の適切な共有で重複検査などを防ぎ、スムーズな治療やケアも可能に
- 在院日数の適正化や新規入院患者の確保といった経営指標の改善にも

　日本において地域連携が発達してきた背景には、医療政策や社会環境の変化が大きく影響している。戦後、日本は高度経済成長とともに医療体制の整備を進め、1961年に国民皆保険制度が完成した。この取り組みにより、多くの地域にあまねく広く医療が普及するようになった。

　一方で、国民皆保険が浸透する中、地域間の医療格差や医療資源の偏在などの量の問題から質の問題が顕在化してきた。1980年代から1990年代にかけて、高齢化が進展し、医療需要が急性期治療だけから慢性期や在宅医療にもシフトしていき、地域内の医療機関の役割分担と患者に対するシームレスな医療を提供するための地域連携が求められるようになった。1992年の老人保健法改正や、2000年の介護保険制度の導入は、医療と介護、福祉の連携を進める契機となり、病院と在宅医療・介護施設間の連携も強化された。さらに、2000年代以降、医療法改正や医療介護総合確保推進法などにより「地域医療支援病院」や「地域包括ケアシステム」などの連携を推進する仕組みが制度化され、地域連携が医療経営の中核を占めるようになってきた。

　地域連携の重要性が認識されるようになった背景には、大きく2つの視点が挙げられる。1つ目は、高齢化に伴って慢性疾患や複数疾患を抱える患者が増えていることである。病院での急性期治療だけでは完結せず、退院後に在宅医療や介護サービスを受けながら長期的に療養生活を送る患者が増加している。こうした患者には、入院から退院、在宅・施設でのケアまでをシームレスにつなぐ仕組みが必要であり、そのためには病院が地域の医療機関や介護事業所、在宅支援機関などと連携を強化し、情報を共有することが求められる。2つ目は、医療資源の効率的な活用が必要になっていることがある。医療機関にも役割分担があり、急性期病床、療養病床、回復期リハビリテーション病床など、それぞれの機能に合わせた患者の受け入れと送り出しを円滑に行うことが不可欠となっている。これにより、重症度の高い患者を急性期病院に集約し、軽症やリハビリテーションが中心となる患者は地域の中小病院や診療所でケアする、といった医療資源の最適配置が可能になる。その結果、地域での医療コストの抑制や病床利用の適正化が図られていく。以上より、地域連携の推進は、患者・病院・地域にとってメリットが多い取り組みと考えられる。

地域連携の取り組みが不可欠となっていることを踏まえ、以下では、実際に医療経営上の視点から地域連携を考える上で重要なポイントを列挙する。

- **地域内の医療機関の明確な役割分担と情報共有の仕組みづくり**：各医療機関や在宅支援事業所、行政機関などが地域内でのコミュニケーションを通じて、それぞれの機能や役割を整理し、患者情報や手続きフローを適切に共有できる体制を構築することが求められる。特に、患者情報共有システムや地域連携システムを活用し、患者の診療情報が適切に共有されることで、重複検査や情報の抜け漏れを防ぎ、スムーズな治療やケアにつながる。
- **コーディネーターの配置や育成**：地域連携は複数の施設が関わるため、調整役となるコーディネーターがいなければ、進捗が滞ったり、意見の対立が解消されないまま放置される危険がある。各ステークホルダーとの円滑なコミュニケーションを図りながら、患者の状況に応じた最適な受診先やケアプランを提案・調整するコーディネーターが地域連携の推進には必須である。
- **医療経営への貢献**：連携がうまく機能すれば、自院のベッドコントロールが円滑になり、急性期なら救急や急性期の患者を受け入れる余裕が生まれる。また、退院支援に注力することで在院日数の適正化が図られ、経営指標の改善にもつながる。療養型病院や回復期リハビリテーションを中心とする病院にとっては、急性期病院と密な連携を取ることで急変時の対応依頼や急性期からの新規入院患者の確保につながる。

つまり、医療機関の経営における地域連携は、患者や地域住民にとって「安心して住み続けられる地域」を支える不可欠の要素であると同時に、医療機関自体の経営基盤を安定させ、さらに発展させるための経営戦略でもある。少子高齢化が進む社会において、地域の中でどのような連携戦略を取り、どのように医療資源を共有し、持続可能なケア体制を協働パートナーと共に築いていくかが問われている。

地域連携のメリット

３つの視点から見る連携のメリット

1. 患者視点
   - 最適な医療を受けられる
   - シームレスなサポート
2. 病院視点
   - 新規入院患者数の増加
   - 在院日数の適正化
   - 医療の質の向上
3. 地域・行政視点
   - 医療資源消耗の防止
   - 医療費の適正化

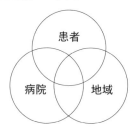

68 連携部門の在り方

POINT
- 病院の窓口機能だけでなく、競争力や持続可能性を高める上で重要な役割を果たす
- 紹介・逆紹介の調整、退院調整と在宅医療の支援、地域とのネットワーク構築などを担う
- 「戦略軸」「広報軸」「人材軸」で地域連携の課題を整理し、自院の状況の分析を

　少子高齢化や在宅医療の普及に伴い、患者が入院・通院を繰り返すだけのモデルから、病院と在宅・施設、介護・福祉サービスなどがシームレスにつながる地域包括ケアが求められる時代へと変化している。医療経営において地域連携部門は、単なる患者の「紹介・逆紹介」の窓口という機能を超え、地域における医療提供体制の要として、医療機関の競争力や持続可能性を高める上で非常に重要な役割を担っている。急性期から回復期、慢性期、在宅までを一貫して支える連携のネットワークづくりが、地域内での医療経営の安定や医療の質向上に直結する。そのため、地域連携部門は単なる「調整係」ではなく、医療機関を地域と有機的につなぐ"ハブ"としての機能が期待されている。下記に地域連携部門の代表的な業務内容を示す。

- **患者の紹介・逆紹介の調整**：地域の他の医療機関や介護施設からの患者紹介を受け入れる窓口業務。適切な診療科や病棟に振り分けるとともに、治療終了後は患者を地域の診療所や施設に逆紹介する。診療情報提供書や紹介状の発行なども担当する。
- **退院調整と在宅医療の支援**：入院患者の退院後の生活環境を考慮し、地域の介護施設や在宅医療機関と連携してスムーズな移行をサポート。患者や家族との面談を行い、行政サービスの案内やケアプラン作成にも関与する。
- **地域医療機関とのネットワーク構築**：診療所や介護施設、行政機関と連携を強化し、円滑な情報共有を目指す。カンファレンスや勉強会の開催を通じて、地域医療の質向上に寄与する。また、地域内のクリニカルパスや紹介患者管理システムを用いて、患者情報の適切な共有と管理を実施。
- **医療・介護従事者向け、地域住民向け研修会やセミナーの企画運営**：地域医療の発展や健康知識の啓発を目的とした研修会やセミナーを企画する。

　これら重要業務を担うための地域連携部門を構成するメンバーには、多くのスキルや姿勢が求められる。まず、多職種・多機関との折衝力やコミュニケーション能力、交渉力は必須である。地域の診療所や介護事業所、行政機関との連携を深めるためには、医療専門職としての知見に加え、相手の立場や状況をくみ取りながら協力関係を築く"調整力"が欠かせない。また、医師や看護師、医療ソーシャルワーカーなど、職

種を超えた院内外の関係者と連携する場面が多いため、医療現場の基礎知識や患者支援の実務経験も重要である。さらに、政策や制度の改正が頻繁に行われる医療業界においては、法令や報酬制度についての知識を常にアップデートし、必要に応じて院内の各部門に情報提供ができる柔軟性や情報収集力も求められる。

以上より、地域連携部門は、医療機関運営を支える重要なエンジンの1つと言える。多職種・多機関が連携する複雑な医療提供体制の中で、患者や地域社会のニーズを見極め、必要なサービスを橋渡しする役割を果たすことで、病院の評価や信頼度は向上し、ひいては経営基盤の安定化にも寄与する。それゆえ、連携部門に求められる人材は、対人スキルや医療制度の知識を持ち合わせるのみならず、地域全体を巻き込みながら新たな価値を創造するマインドも不可欠である。

ただ、実際に地域連携の現場に入って見ると様々な声が聞こえてくる。医療経営の柱の1つであるべき地域連携には悩みや課題が多いのである。筆者がよく耳にする地域連携に関する悩み事を列挙してみる。

- ・どの連携先が自院にとって重要な存在か、なんとなくは分かっているが数値化できていない
- ・連携先に自院を知ってもらえていない
- ・連携先が多過ぎてどこを重点化してよいか分からない
- ・連携情報を紙で扱っているのでデータベース化できない
- ・自院のウリを明確にできておらず、競合に埋もれがち
- ・連携に持っていく広報物の見せ方・作り方が分からない
- ・広報物を渡して終わりになっている
- ・広報物がほぼアナログ
- ・連携で扱う資材と病院のウェブサイトや医師の広報活動との齟齬がありそう
- ・連携先とはお中元・お歳暮だけの関係になっている
- ・連携室の人材育成の重要性は理解しているが、どんな育成スキルが必要か分からないし、体系的な教育ができていない
- ・連携室人材のスキルが属人的になっている。優秀な人は優秀、そうでない人は……

このように、連携が大切であると皆が感じているものの、何をしたらよいか、どうしたらよいか、悩んでいる施設は少なくない。上記の代表的な悩みをベースに、地域連携の課題を3つの軸「戦略軸」「広報軸」「人材軸」で整理すると下図のようになる。自院の地域連携では何ができていて、何が発展途上なのかを見つめ直す視点として活用してほしい。

最近では、地域連携の場でPatient Flow Management (PFM) という言葉をよく耳に

する。PFMとは、患者の流れを適切に管理し、医療提供プロセスを最適化する手法である。具体的には、患者の入院、診療、退院、さらには在宅医療や施設ケアへの移行までのプロセスを一貫して調整し、患者と医療機関双方にとって最適な環境を整える。PFMは、予約や診療スケジュールの管理、退院後のフォローアップ計画、地域医療機関との連携など、患者が適切な医療を迅速かつ効果的に受けられる体制を実現する。また、電子カルテやデータ分析ツールを活用し、患者動線を可視化することで、ベッド稼働率や平均在院日数、外来待ち時間などの指標を改善し、医療提供体制の効率化を支えることにも貢献でき得る。PFMと地域連携活動とを組み合わせることで、医療機関内外の医療資源をシームレスに活用し、医療経営のみならず地域の医療提供体制の効率化にもつながるのである。

　PFMで有名な病院として長野県厚生農業協同組合連合会の佐久医療センター（長野県佐久市）がある（佐久医療センターホームページ：https://sakuhp.or.jp/center/department/support-center.html）。この取り組みの中心は「患者サポートセンター」であり、医師、看護師、薬剤師、管理栄養士、医療ソーシャルワーカー（MSW）、医師事務作業補助者など、多職種が連携して患者のサポートを行っている。予定入院患者に対して、入院前からクリニカルパスの説明や術前検査の調整、持参薬の確認、栄養指導、退院後の生活支援などをワンストップで実施している。PFMが円滑に進むことで、医師は診療や手術に専念でき、医師の事務的負担の軽減につながり、入院前に必要な情報を収集・整理することで、入院医療の効率化、平均在院日数の短縮にも寄与している。これらの取り組みは、医療職、患者、病院経営の「三方良し」を実現するモデルケースとして注目されている。

地域連携の課題

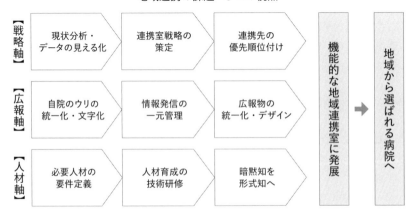

地域連携の課題　3つの視点

69 連携データマネジメント

POINT
- CRMの視点は、継続的に患者を紹介してもらうための戦略的アプローチとして重要
- 紹介患者数、うち入院数、入院率などのデータを分析して優良紹介元を特定
- 紹介元の紹介状況に応じて的確にアクションし、自院の稼働率向上などにつなげる

　病院の地域連携において、患者の紹介元を「顧客」と捉えるCustomer Relationship Management（CRM：顧客関係管理）の視点が非常に重要になる。CRMとは、企業が顧客との関係を構築・強化するための戦略やシステムのことを指す。CRMの取り組みでは、データ分析や自動化を活用し、マーケティング、営業、カスタマーサポートの最適化を図る。医療経営でもCRMの視点を活用し、紹介元との良好な関係を構築・維持し、継続的に患者を紹介してもらうための戦略的アプローチを実現していくことが可能になる。

　まず、CRMの視点から捉えた紹介元データの種類を考える。

紹介元の属性情報
- 医療機関名、所在地、診療科、ベッド数、診療時間帯などの基本情報
- 院長や担当医師名、専門分野、経歴、出身医局、専門医の有無など

紹介実績及び患者情報
- 紹介人数、紹介頻度、紹介患者の年代・性別・主訴・住所
- 診療科別の紹介数（内科・外科・循環器科などの科別情報）
- 紹介から受診までの所要日数、受診後の診断・治療内容、転帰（退院、転院、長期入院など）
- 紹介からの新規手術件数、新規入院数

紹介元とのコミュニケーション履歴
- 紹介状のやり取りの回数・内容
- 電話やメールでの問い合わせ、説明会や勉強会への参加履歴
- 病診連携システムを通じた情報交換や書類提出履歴
- 連携パスの使用頻度
- 営業訪問回数、訪問時内容

第8章　地域連携

197

紹介元の満足度・要望

・受診から治療・転帰までのフィードバック
・「紹介先として望ましい対応」「紹介先へのリクエスト」などの具体的な意見
　　※訪問時に聞き取り、または紹介元へのアンケート調査などで把握

　次に、これらのデータをどのように分析すべきかについて示す。

・**紹介元のセグメント分析**：紹介数や診療科、地域などの指標を基に、紹介元をグループに分類することにより特徴を可視化できる。例えば、「紹介数が多いが診療科が偏っているクリニック」「総合的にバランスよく紹介してくれる病院」「紹介数は少ないが新規入院につながる率が高い」などを把握すると、重点的に関係を強化すべき紹介元や、積極的な訪問が必要な紹介元が明確になる。
・**紹介プロセスの効率性分析**：紹介から受診までの所要日数や診療科への振り分けのスムーズさなど、プロセス面の指標を測定することにより、地域連携における業務プロセスのボトルネックを洗い出すことができる。例えば、「心臓カテーテル検査が必要な患者の受診までに時間がかかり過ぎている」といった具体的な課題を抽出すれば、紹介元との連絡フローの改善や自院の診療体制の見直しを行うきっかけとなる。
・**患者アウトカムの把握とフィードバック**：紹介患者がその後どのような治療を受け、どのような経過をたどるのかを追跡し、その結果を紹介元にフィードバックすることは、信頼構築に重要である。例えば、手術成績や患者満足度を定量化し、定期的に紹介元へ情報共有することで、「この病院なら安心して患者を紹介できる」という評価を獲得しやすくなる。
・**満足度調査やコミュニケーション履歴の活用**：紹介元との勉強会や意見交換の場で得られた要望・苦情などの定性情報をデータ化して分析することにより、紹介元の潜在ニーズの洗い出しや自院のサービス改善につなげることが可能となる。また、紹介担当者との接触回数や頻度、内容を記録・分析することにより、どの程度関係構築が進んでいるのか、次のアクションに何が必要かを客観的に把握できるようになる。

　具体例で考えてみる。ある急性期病院の地域連携における紹介元（A～J）からの紹介患者数、そのうち入院につながった数、その割合（入院率）が表1である。どの紹介元が重要であるかを判断する際にCRMの考え方が参考にある。もちろん、患者を1人でも紹介してくれる紹介元は大切にすべきで、患者や紹介元に医療提供のレベルで優劣をつけることは許されない。あくまでも、経営的な判断の参考としてのデータ分析である。

次に、表1の内容を、図1のようにプロットする。図1より、紹介患者数が多く、かつ入院につながる率が高い右上の象限にある医療機関（J,A,B）がこの病院にとっての超優良顧客（ロイヤルカスタマー）と判断できる。この医療機関群は絶対に競合に取られてはならないし、密な関係をキープしておくべきだ。同様に、紹介は多いが入院が少ない群に対してはどのようなアクションが必要か、などの深掘りをしていく。

病院の地域連携で、紹介元を「顧客」として捉えるCRMの視点を導入することで、紹介元との関係を体系的・継続的にマネジメントできるようになる。定量・定性両面のデータを活用し、自院にとって新規入院患者につながる率が高いロイヤルカスタマーを見つけ出し、それら紹介元ごとのニーズや課題をきめ細かく把握することで、効果的なサポートやさらなるプロモーションが可能となる。病院がCRMの考え方を取り入れて地域連携を推進することは、単なる「紹介数増加」を狙うだけでなく、病院にとって稼働率向上に直結する新規入院患者の増加につながるチャンスを見いだすことにつながる。

表1

	紹介患者数（人）	入院数（人）	入院率
A病院	150	110	73%
B病院	180	170	94%
C診療所	75	65	87%
D健診センター	30	5	17%
E病院	110	30	27%
F診療所	50	20	40%
G健診センター	30	20	67%
H病院	150	40	27%
I病院	60	10	17%
J病院	120	75	63%

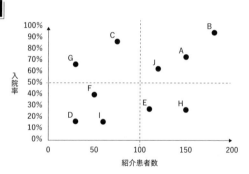

図1

70 おわりに

┃ POINT
- 経営者は、厳しい外部環境の変化に置かれていることをまずはしっかり把握を
- 複雑な環境で組織を動かすために、経営理論に基づいた知識が大いに役立つ
- 理論を学びつつ、情熱をもって行動する経営者が増えることを願いたい

　本書を読んでくださった読者の皆さまに心から感謝の意を伝えたい。本書では、初学者の方々が医療経営の基礎を学び、組織を運営する上での考え方や手法を身につけていただくことを主眼とした。医療経営は医療という特殊な環境が背景にあり、他産業のマネジメントとは異なる視点と配慮が求められる。超高齢社会の到来や少子化による人口構造の変化、医療費抑制の流れ、さらに昨今の新興感染症や社会情勢の変化など、外部環境は一段と厳しい方向へと変容しつつある。「医療機関は厳しい外部環境の変化に置かれている」ことを、まず認識する必要がある。だからこそ、「経営者の意識と知識がこれまで以上に重要」なのである。医療機関は、診療報酬や保険制度という国の政策の影響を受けやすく、かつ地域医療との連携や、医師や看護師などの高度専門職の人的資源マネジメントなど、多岐にわたる調整項目を抱える。そのような複雑な環境で組織を動かすには、医療の知識や能力だけでなく、経営の基本となる財務・会計、人的資源管理、戦略立案などの「経営理論に基づいた知識が役立つ」のである。医療経営の中核である患者の診療を安定して継続し、より良い体制づくりをするためには、経営的視点で組織全体を舵取りしなければならない。経営理論を学ぶことで、日々の判断を論理的に行い、関係者を説得しやすくなるはずである。

　しかし「知識だけではだめで、リーダーとしての思いも大切」である点は、医療経営者が自覚すべき真実である。経営判断が、患者の命に直結する場合もある。理論としては正しくても、現場の職員や患者の心情を踏まえずに方針を打ち出すと、組織が思うように動いてくれないことも多い。医療者は、患者に寄り添い、生命を第一に考える姿勢を持つのが当然だが、経営者としては自院を存続させるための収益確保や効率化を追求しなければならない。その板挟みの中で、何が最善なのかを見定めるためには、理論に加えて「この医療機関を、地域の人や患者を幸せにする場として発展させたい」という強い思いや情熱が必要である。意思決定の根底にあるその思いや情熱が、スタッフや地域社会の共感を呼び、協力体制を築く大きな原動力になるだろう。

　また、「医療経営とは地域の人や患者を幸せにする素晴らしい仕事である」ことを強調したい。医療現場は、人々が健康を損ねた時に駆け込む場所であり、信頼と希望を託される場所でもある。医療機関で働く職員は専門的な知識や技術を生かして患者

に寄り添い、最善の治療やケアを行っている。その姿を支えるのが経営者の役割で、職員が働きやすい環境を整え、患者が安心して治療を受けられるように組織を設計することこそが、経営の醍醐味でもある。「経営とは孤独で厳しい仕事」であるが、その先に得られる貢献の大きさこそが、現場の1人の医療者では成し遂げられない別の視点で醍醐味であり、やりがいであり、医療経営ならではの魅力ではないだろうか。

　近年の診療報酬改定は経営的に厳しい内容が相次ぎ、医療機関の経営者はその動向を注意深く追わねばならない。「"診療報酬を追う"経営もある程度は必要だが、国が自院の取り組みを認めて診療報酬の点数を付けてくれる、"診療報酬が追う"ような素晴らしい医療経営をしてほしい」というのは、筆者が心から願うことである。無論、現実は診療報酬改定で点数が下がる領域もあれば、上がる領域もあり、その条件や評価基準も年々変化している。ただ、単に改定内容に合わせて右往左往するのではなく、医療機関が「こうありたい」「こうあるべきだ」という理想の形を追求し、それが結果として国や社会に評価されるようになれば、診療報酬上の支援を勝ち取れる可能性が高まるのである。そのためには、常に社会のニーズを先取りし、地域の要望に声を傾け、医療の質を高めながら新たな取り組みを実践し続ける姿勢が求められる。

　本書で取り上げた経営の基礎知識や理論、さらには現場を意識した具体例が皆さまの医療経営の素晴らしい未来の実現に役立つことを願っている。特に初学者の方々は、多くの専門用語や新たな概念が登場し、戸惑うことも多かったかもしれない。しかし、得た学びを一歩ずつ実践に落とし込みながら、自院の強みや弱みを客観的に把握し、地域社会との関係性を再考することが、将来にわたる安定経営の第一歩となるはずである。何よりも大切なのは、常に患者中心の考えを軸に据えながら、医療機関を取り巻く環境の変化や社会の期待に柔軟に対応する姿勢を忘れないことであろう。

　最後になるが、医療経営を学び始めた皆さまには、ぜひ「経営」という言葉の奥にある多面的な意味を掘り下げてほしい。医療経営は、お金の収支を見極めるだけでもなければ、職員の人事管理だけにとどまらない。患者や住民の信頼を得ながら、医療の質や職員のモチベーションを高め、社会に必要とされる医療機関を作り上げる、夢の実現そのものである。そこには、他産業以上に多くの苦労と困難が伴うであろう。しかし、それを乗り越えた先には、多くの人の命と暮らしを支え、希望を与える場づくりという尊い役割が待っている。本書が目指した到達点は、皆さまが医療機関を取り巻く厳しい現実を知り、かつ経営の基礎理論とリーダーとしての思いを持って未来に臨む姿を思い描いていただくことである。理論を学び、情熱をもって行動する医療経営者や管理職が増えることで、地域や患者を幸せにする優れた医療機関が各地で生まれ、人々の健康が保たれていくに違いない。本書を通じて得た知見や気づきを生かし、現場で活躍されることを心より応援している。医療経営の奥深さとやりがいを感じながら一歩ずつ前に進んでいただきたい。今後も医療経営という素晴らしい世界を共に学び、成長し合えることを願って、本書の筆をおくことにする。

経営学者・理論一覧

No.	日本語名	英語名	
1	ピーター・F・ドラッカー	Peter Ferdinand Drucker	
2	アンリ・ファヨール	Henri Fayol	
3	フレデリック・W・テイラー	Frederick Winslow Taylor	
4	エルトン・メイヨー	Elton Mayo	
5	マックス・ヴェーバー	Max Weber	
6	ハーバート・A・サイモン	Herbert A. Simon	
7	マイケル・E・ポーター	Michael E. Porter	
8	ヘンリー・ミンツバーグ	Henry Mintzberg	
9	クレイトン・M・クリステンセン	Clayton M. Christensen	
10	アルフレッド・D・チャンドラー	Alfred D. Chandler Jr.	
11	ゲイリー・ハメル	Gary Hamel	
12	C.K.プラハラード	Coimbatore Krishnarao Prahalad	
13	トム・ピーターズ	Tom Peters	
14	ロバート・S・キャプラン	Robert S. Kaplan	
15	デイビッド・P・ノートン	David P. Norton	
16	ヘールト・ホフステード	Geert Hofstede	
17	チェスター・I・バーナード	Chester Irving Barnard	
18	クルト・レヴィン	Kurt Lewin	
19	メアリー・パーカー・フォレット	Mary Parker Follett	
20	エドガー・H・シャイン	Edgar Henry Schein	
21	レンシス・リッカート	Rensis Likert	
22	ダグラス・マクレガー	Douglas McGregor	
23	フレデリック・ハーズバーグ	Frederick Herzberg	
24	アブラハム・H・マズロー	Abraham Harold Maslow	
25	クリス・アージリス	Chris Argyris	
26	オリバー・E・ウィリアムソン	Oliver Eaton Williamson	
27	ジェイ・B・バーニー	Jay Barney	
28	イゴール・アンゾフ	Igor Ansoff	
29	W・エドワーズ・デミング	W. Edwards Deming	
30	ヨーゼフ・アロイス・シュンペーター	Joseph Alois Schumpeter	

	提唱した理論・概念	代表的著書・論文
	MBO（目標による管理）、マネジメント論	『マネジメント』『現代の経営』
	管理過程論（計画・組織・指揮・調整・統制）	『General and Industrial Management』
	テイラー・システム（作業測定と生産性向上）	『科学的管理法』
	ホーソン実験による人間関係論	『The Human Problems of an Industrial Civilization』
	官僚制論、支配の三類型	『プロテスタンティズムの倫理と資本主義の精神』
	限定合理性、意思決定過程モデル	『Administrative Behavior』
	ファイブフォース分析、バリューチェーン分析	『競争の戦略』『競争優位の戦略』
	戦略の創発的アプローチ、マネジャーの10の役割	『マネジャーの実像』『戦略サファリ』
	破壊的イノベーション	『イノベーションのジレンマ』
	組織は戦略に従う	『経営戦略と組織』
	コア・コンピタンス（プラハードと共同）	『コア・コンピタンス経営』
	コア・コンピタンス、BOP理論	『コア・コンピタンス経営』『ネクスト・マーケット』
	卓越企業論	『エクセレント・カンパニー』
	バランスト・スコアカード	『バランスト・スコアカード』『戦略BSC』
	バランスト・スコアカード（キャプランと共同）	『バランスト・スコアカード』
	文化的次元理論（個人主義/集団主義など）	『Cultures and Organizations』
	組織均衡論	『経営者の役割』
	解凍 - 変化 - 再凍結モデル	『Field Theory in Social Science』
	コンフリクト論、統合的リーダーシップ	『Dynamic Administration』
	組織文化モデル	『組織文化とリーダーシップ』
	システム4理論	『New Patterns of Management』
	X理論・Y理論	『企業の人間的側面』
	動機づけ-衛生理論（二要因理論）	『仕事と人間の動機づけ』
	欲求段階説（マズローのピラミッド）	『Motivation and Personality』
	シングルループ・ダブルループ学習	『Organizational Learning』
	取引費用理論（Transaction Cost Economics）	『Markets and Hierarchies』『企業の経済学』
	VRIO分析	『Gaining and Sustaining Competitive Advantage』
	アンゾフの成長マトリクス	『企業戦略論』
	PDCAサイクル（デミング・サイクル）	『Out of the Crisis』
	イノベーション理論、創造的破壊（Creative Destruction）	『経済発展の理論』

裴　英洙（はい・えいしゅ）

医師、医学博士、MBA
慶應義塾大学大学院 健康マネジメント研究科／経営管理研究科 特任教授

1972年奈良県生まれ。金沢大学第一外科に入局、急性期病院にて外科医・病理医として勤務。勤務医時代にマネジメントや医療経営の必要性を痛感し、慶應義塾大学大学院経営管理研究科（慶應ビジネススクール）でMBA（経営学修士）を取得。慶應義塾大学大学院特任教授をはじめ複数の客員教授も務める。各地の病院経営のアドバイザーとしても活躍。厚生労働省「医師の働き方改革に関する検討会」や「医師需給分科会」の公職を歴任。

医療経営学概論

2025年3月31日 初版第1刷発行

著者	裴 英洙
編集	日経ヘルスケア
発行者	田島 健
発行	株式会社日経BP
発売	株式会社日経BPマーケティング
	〒105-8308　東京都港区虎ノ門4-3-12
表紙デザイン	クニメディア株式会社
デザイン・制作	クニメディア株式会社
印刷・製本	TOPPANクロレ株式会社

©Eishu Hai 2025　Printed in Japan
ISBN978-4-296-20754-1
●本書の無断複写・複製（コピー等）は著作権法上の例外を除き、禁じられています。購入者以外の第三者による電子データ化および電子書籍化は、私的使用を含め一切認められておりません。
●本書籍に関するお問い合わせ、ご連絡は下記にて承ります。
https://nkbp.jp/booksQA